柔道整復師
はり師
きゅう師
あん摩マッサージ指圧師

国家試験受験のための解剖学

大迫 正文 著

丸善出版

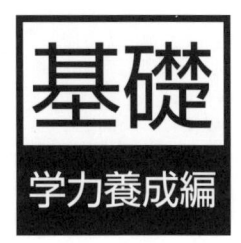

基礎
学力養成編

はじめに

　柔道整復師，はり師，きゅう師，あん摩マッサージ指圧師の国家試験は，回数を重ねる度に出題内容の幅と奥深さが増し，受験生にはそれなりの知識と総合的な判断力が求められるようになってきた．また，それらの国家試験受験者には，それぞれの領域で近い将来に，高い資質を備えた専門家として活躍するために多岐にわたる知識と経験が要求され，試験では特定科目に偏らず，多くの科目をバランスよく制覇することも必要とされている．

　何事にも「楽をして，大きな成果をあげる術」はないであろうが，国家試験の受験者においてもいずれの科目も手を抜くことはできないのが現状である．しかし，地道な努力を成果に結びつける術はあるもので，学習も効率よく進めていけば好結果に近づけることができる．日々の学習内容を整理し，それを着実に積み重ねていくことによって，学習の効率性を高めることが可能となる．

　本書は，著者がこれまでに鍼灸師学校や柔道整復師学校で用いてきた解剖学の授業用資料を基にしており，それを少しでも多くの方々に活用していただけるように改めたものである．

　本書はそれぞれの国家試験受験者を対象として書かれたものであり，それぞれの学校で解剖学の授業を2年間受講してきていることを前提に内容がまとめられている．したがって，内容の詳細については他書を参考にしていただき，また実践問題にステップアップしていく場合には，本書姉妹編の『柔道整復師，はり師・きゅう師，あん摩マッサージ指圧師国家試験受験のための解剖学（実践学力養成編）』の問題にチャレンジしながら，応用の利く学力を身につけていただきたい．

　試験本番での実践も視野に入れながらこれまでの知識を整理して，効率的な解剖学の試験対策勉強に本書を役立てていただければ幸いである．

2005年12月

大迫　正文

＜本書の特徴と使い方＞

　本書は,「1. 人体の細胞・組織・発生」から,最終章の「7. 体表解剖関連」に至るまで,すべて「ポイントマスター編」と「学力養成編」を用意した．解剖学の知識の整理を「ポイントマスター編」で行い,「学力養成編」でそれを復習することを基本的な流れとしている．また,理解できていない箇所を何回も繰り返し学習することによって,正答困難な問題をクリアーしていくように作られている．

　具体的には以下のような使い方が考えられる．
　1）「ポイントマスター編」を見ながら,それぞれの内容を確認する．理解不十分な箇所が合った場合には,印を付けながら覚える．
　2）一問一答形式の「学力養成編」の問題に答え,正解を見て答えを確認する．
　3）間違えた場合や,わからなかった場合には,チェック欄に「正」の字になるように順次線を書き加えていく．
　4）また,間違えた場合や,わからなかった場合には,「ポイントマスター編」に戻り,問題に見合う箇所を復習する．
　5）次回からは,その「正」の線や字が増えた問題だけを解答していく．
　なお,「ポイントマスター編」の重要な用語や,「学力養成編」の正解には色を付しているため,赤色のチェックシート等でそれらを覆いながら学習することができる．

目次
CONTENTS

1. 人体の細胞・組織・発生

A. ポイントマスター編
（1）細胞の構造と細胞分裂……………………………………………………………1
（2）上皮組織と筋組織…………………………………………………………………2
（3）支持組織……………………………………………………………………………3
（4）器官の発生…………………………………………………………………………4

B. 学力養成編
（1）細胞・組織に関する問題…………………………………………………………5
（2）発生に関する問題…………………………………………………………………9

2. 骨・関節・靱帯

A. ポイントマスター編
（1）骨の特徴 …………………………………………………………………………10
（2）骨の連結 …………………………………………………………………………11
（3）関節の特徴 ………………………………………………………………………12
（4）体幹の骨① 椎骨の特徴 ………………………………………………………13
（5）体幹の骨② 胸骨と胸郭の特徴 ………………………………………………14
（6）体幹の骨③ 肋骨の特徴 ………………………………………………………15
（7）頭蓋① 頭蓋全体の特徴と分類 ………………………………………………16
（8）頭蓋② 頭蓋冠と内頭蓋底の特徴 ……………………………………………17
（9）頭蓋③ 内・外頭蓋底の特徴 …………………………………………………18
（10）頭蓋④ 頭蓋骨のその他の特徴 ………………………………………………19
（11）上肢骨① 上肢帯の特徴 ………………………………………………………20
（12）上肢骨② 上腕骨の特徴 ………………………………………………………21
（13）上肢骨③ 橈骨・尺骨の特徴 …………………………………………………21
（14）上肢骨④ 手の骨の特徴 ………………………………………………………22
（15）骨盤の特徴 ………………………………………………………………………23
（16）下肢骨① 下肢帯の特徴 ………………………………………………………24
（17）下肢骨② 大腿骨の特徴 ………………………………………………………25
（18）下肢骨③ 脛骨・腓骨の特徴 …………………………………………………26

（19）下肢骨④ 足の骨の特徴 …………………………………………………27
（20）顎関節と靱帯 ………………………………………………………………28
（21）椎骨の関節と靱帯 …………………………………………………………28
（22）上肢の関節 …………………………………………………………………29
（23）上肢の靱帯 …………………………………………………………………30
（24）下肢の関節 …………………………………………………………………31
（25）下肢の靱帯 …………………………………………………………………32

B．学力養成編
（1）骨の部位名称に関する問題 ……………………………………………33
（2）関節・靱帯に関する問題 ………………………………………………42

3．筋 系

A．ポイントマスター編
（1）上肢の筋の付着部位 ……………………………………………………44
（2）下肢の筋の付着部位 ……………………………………………………45
（3）手・足の筋の付着部位 …………………………………………………46
（4）上肢の筋の作用 …………………………………………………………47
（5）下肢の筋の作用 …………………………………………………………48
（6）脊髄神経後枝に支配される筋 …………………………………………48
（7）脳神経，頚神経叢，胸神経に支配される筋 …………………………49
（8）腕神経叢に支配される筋 ………………………………………………50
（9）腰神経叢，仙骨神経叢に支配される筋 ………………………………51

B．学力養成編
（1）筋の付着部位に関する問題 ……………………………………………52
（2）筋の作用に関する問題 …………………………………………………55
（3）筋の支配神経に関する問題 ……………………………………………58
（4）筋に関するその他の問題 ………………………………………………61

4．内臓系

A．ポイントマスター編
（1）内臓系の特徴 ……………………………………………………………63
（2）口腔の主な構造① ………………………………………………………64
（3）口腔の主な構造② ………………………………………………………65

（ 4 ） 口腔の主な構造③	66
（ 5 ） 咽頭・食道の主な構造	67
（ 6 ） 胃の主な構造	68
（ 7 ） 小腸の主な構造①	69
（ 8 ） 小腸の主な構造②	70
（ 9 ） 大腸の主な構造	70
（10） 肝臓の主な構造①	71
（11） 肝門付近の構造（模式図）	72
（12） 肝臓の主な構造②	73
（13） 胆嚢の主な構造	73
（14） 鼻腔・喉頭の主な構造	74
（15） 気管・肺の主な構造	75
（16） 腎臓の主な構造①	76
（17） 腎臓の主な構造②	77
（18） 腎臓の主な構造③	78
（19） 尿管・膀胱の主な構造	79
（20） 尿道の主な構造	80
（21） 男性生殖器の主な構造①	81
（22） 男性生殖器の主な構造②	82
（23） 女性生殖器の主な構造①	83
（24） 女性生殖器の主な構造②	84
（25） 女性生殖器の主な構造③	85
（26） 内分泌腺の主な構造①	86
（27） 内分泌腺の主な構造②	87
（28） 内分泌腺の主な構造③	88
（29） 特色ある血管をもつ器官	89

B．学力養成編

（ 1 ） 消化器系に関する問題	90
（ 2 ） 呼吸器系に関する問題	95
（ 3 ） 泌尿器系に関する問題	97
（ 4 ） 生殖器系に関する問題	99
（ 5 ） 内分泌系に関する問題	102

5. 神経・感覚器系

A. ポイントマスター編

- （1）神経系の構成 ……………………………………………………………105
- （2）髄膜の構成 ………………………………………………………………106
- （3）脳室の構成（模式図）……………………………………………………107
- （4）脳溝と大脳皮質の機能局在（模式図）…………………………………108
- （5）大脳（基底）核を示す模式図 …………………………………………109
- （6）大脳辺縁系の構成と働き ………………………………………………110
- （7）大脳髄質の線維の分類 …………………………………………………110
- （8）間脳の主な構成 …………………………………………………………111
- （9）脳幹① 中脳・橋の主な構成 …………………………………………112
- （10）脳幹② 延髄の主な構成 ………………………………………………113
- （11）小脳の主な構成 …………………………………………………………113
- （12）脊髄の主な構成 …………………………………………………………114
- （13）反射路 ……………………………………………………………………115
- （14）上行性伝導路① …………………………………………………………116
- （15）上行性伝導路② …………………………………………………………117
- （16）上行性伝導路③ …………………………………………………………118
- （17）下行性伝導路 ……………………………………………………………119
- （18）脳神経① …………………………………………………………………120
- （19）脳神経② …………………………………………………………………121
- （20）脳神経③ …………………………………………………………………122
- （21）脊髄神経の主な支配領域と神経叢の形成 ……………………………123
- （22）頸神経叢 …………………………………………………………………123
- （23）腕神経叢① ………………………………………………………………124
- （24）腕神経叢② ………………………………………………………………125
- （25）腰神経叢 …………………………………………………………………126
- （26）仙骨神経叢① ……………………………………………………………127
- （27）仙骨神経叢②と尾骨神経 ………………………………………………128
- （28）自律神経の特徴 …………………………………………………………128
- （29）自律神経の構成 …………………………………………………………128
- （30）交感神経の構成 …………………………………………………………129

（31）副交感神経の構成 ……………………………………………………………130
　（32）皮膚の構造 ……………………………………………………………………131
　（33）眼球の構造 ……………………………………………………………………132
　（34）平衡・聴覚器の構造 …………………………………………………………133
　B．学力養成編
　（1）神経系の基礎に関する問題 …………………………………………………134
　（2）脳に関する問題 ………………………………………………………………135
　（3）脊髄に関する問題 ……………………………………………………………138
　（4）末梢神経に関する問題 ………………………………………………………140
　（5）感覚器に関する問題 …………………………………………………………146

6．脈管系

　A．ポイントマスター編
　（1）心臓の弁 ………………………………………………………………………152
　（2）刺激伝導系（特殊心筋線維） …………………………………………………152
　（3）心臓の血管 ……………………………………………………………………153
　（4）大動脈とその枝① ……………………………………………………………153
　（5）大脳動脈輪（ウィリスの動脈輪）の模式図 …………………………………154
　（6）大動脈とその枝② ……………………………………………………………155
　（7）鎖骨下動脈の枝と分布領域 …………………………………………………156
　（8）外腸骨動脈の枝と分布領域 …………………………………………………157
　（9）腹大動脈の枝（臓側枝）と分布領域 …………………………………………158
　（10）内腸骨動脈の枝と分布領域 …………………………………………………159
　（11）奇静脈系の模式図 ……………………………………………………………160
　（12）硬膜静脈洞内の静脈血と脳脊髄液の流れ …………………………………160
　（13）門脈に注ぐ静脈 ………………………………………………………………161
　（14）門脈の末梢と体循環系静脈との吻合 ………………………………………161
　（15）上肢・下肢の皮静脈 …………………………………………………………161
　（16）胎児循環 ………………………………………………………………………162
　（17）リンパ管系 ……………………………………………………………………163
　B．学力養成編
　（1）心臓に関する問題 ……………………………………………………………164
　（2）血管系に関する問題 …………………………………………………………165

（3）胎児循環に関する問題 …………………………………………………170
（4）リンパ管系に関する問題 …………………………………………………171

7. 体表解剖関連

A. ポイントマスター編
（1）体表の区分と区分線① ……………………………………………………173
（2）体表の区分と区分線② ……………………………………………………174
（3）体表から触察可能な骨格系① ……………………………………………175
（4）体表から触察可能な骨格系② ……………………………………………176
（5）体表から触察可能な筋系① ………………………………………………177
（6）体表から触察可能な筋系② ………………………………………………178
（7）体表から拍動を触れる動脈 ………………………………………………179

B. 学力養成編
（1）体表区分に関する問題 ……………………………………………………180
（2）触察可能な骨格に関する問題 ……………………………………………181
（3）触察可能な筋に関する問題 ………………………………………………183
（4）拍動の触れる動脈に関する問題 …………………………………………183

索 引 ……………………………………………………………………………185

1. 人体の細胞・組織・発生

A. ポイントマスター編

(1) 細胞の構造と細胞分裂

細胞	核		DNAが含まれ，細胞分裂時には染色体として見える． 染色体＝常染色体22対＋性染色体2個（男：XY, 女：XX）の計46個
		核小体	リボソームを合成
	細胞質	リボソーム・小胞体	タンパク質を合成する．
		ゴルジ装置	分泌顆粒の成熟を促す．
		ライソソーム	水解小体ともいい，消化酵素を含む．
		ミトコンドリア	酸素を利用してエネルギー（ATP）を生産する．
		中心小体	細胞分裂時に使用する紡錘糸を合成・分解する．
		細胞骨格	細胞の形態保持，アメーバ様運動，細胞内物質輸送に関与する．
細胞分裂	無糸分裂		
	有糸分裂		体細胞や生殖細胞に見られる分裂方法．体細胞では分裂に先立ってDNAを倍にするために，分裂後のDNAは変わらない．しかし，生殖細胞の場合，最終的な分裂に際してDNAを倍加しないので，結果的にはDNAは半分に減少する（減数分裂）．
		前 期	中心小体が両極に移動する．核内の染色質が網状の染色体（2倍のDNAを含む）となる．
		中 期	核膜が消失し，紡錘糸のついた染色体が赤道面上に並ぶ．
		後 期	染色体が両極へ移動する．
		終 期	染色体が染色質（細胞本来のDNA量）となり，核小体も現れる．細胞質はくびれて，2個の細胞となる．

(2) 上皮組織と筋組織

上皮組織	単層扁平上皮	血管・リンパ管の内皮，肺胞上皮		
	単層立方上皮	甲状腺の腺上皮（濾胞細胞または小胞細胞）		
	単層円柱上皮	胃・小腸・大腸の粘膜上皮		
	多列線毛上皮	呼吸器系の粘膜上皮		
	移行上皮	腎盤・尿管・膀胱の粘膜上皮		
	重層扁平上皮	皮膚の表皮，口腔〜食道の粘膜上皮，肛門管		
	腺上皮	外分泌腺	導管を介して，体表や消化管内腔などの自由表面に分泌する．	
		内分泌腺	導管をもたず，毛細血管内に分泌する．	

筋組織	一本の筋線維の中に多くの筋原線維が含まれる．筋原線維内にはアクチンとミオシンという無数の収縮タンパクが存在し，これが収縮を起こす．				
		収縮	横紋	核	
	骨格筋	随意的	有り	多核	
	心筋	不随意的	有り	単核	特殊心筋線維も含まれる．細胞間の接着部には光輝線（介在板）がある．
	平滑筋	不随意的	無し	単核	消化管，気管，肺，尿管，膀胱，子宮など多くの器官内存在するほか，血管壁や立毛筋も構成する．

(3) 支持組織

支持組織	結合組織	線維性結合組織	細胞と細胞間基質（線維成分＋無定型基質）からなる．	
			密性結合組織	皮膚の真皮，腱，靱帯
			疎性結合組織	皮下組織，粘膜下組織　等
		脂肪組織	脂肪細胞の集まり．	
	軟骨組織	硝子軟骨	関節軟骨，肋軟骨，気管軟骨，喉頭蓋軟骨以外の喉頭軟骨（人体の多くの軟骨はこれに含まれる）	
		弾性軟骨	耳介軟骨，喉頭蓋軟骨	
		線維軟骨	椎間円板，関節半月，関節円板，関節唇	
	骨組織	骨膜	骨膜の線維の一部がシャーピー線維となって骨質内に埋め込まれ，骨膜が固定される．	
		緻密質	栄養孔，外・内基礎層板，ハバース層板，介在層板，ハバース管，フォルクマン管	
		海綿質	網目構造をなす細い骨梁からなる．	
		骨髄	赤色骨髄	造血（赤血球，白血球，血小板）を行う．
			黄色骨髄	成人以降，長骨では赤色骨髄の組織は脂肪組織となる．
	リンパ	リンパ球＋リンパ漿		
	血液	血漿	血液の 55～60％，血漿＝血清＋フィブリノーゲン	
		血球	赤血球	500 万個／mm^3（男性）　450 万個／mm^3（女性）
			白血球	5,000～8,000 個／mm^3 顆粒白血球：好中球（65％：最も多い）， 　　　　　　好酸球（3％）， 　　　　　　好塩基球（0.5％：最も少ない） 無顆粒白血球：単球（5％），リンパ球（25％）
			血小板	13～35 万個／mm^3

(4) 器官の発生

外胚葉由来	皮膚	表皮，爪，毛，汗腺，脂腺
	神経系	脳，脊髄，脳神経，脊髄神経
	感覚器系	視覚器，聴覚器，平衡覚器，味覚器，嗅覚器
	腺	外分泌腺，内分泌腺，副腎髄質
中胚葉由来	筋・骨格系	筋（平滑筋，骨格筋，心筋），骨，軟骨，結合組織
	脈管系	心臓，血管，リンパ管，血液
	泌尿生殖器系	腎臓，尿管，精巣，子宮，卵巣，卵管
	腺	副腎皮質
内胚葉由来	消化器系	消化管（咽頭，食道，胃，小腸，大腸：正確にはこれらの粘膜上皮），肝臓，膵臓，胆嚢
	呼吸器系	喉頭，気管〜肺（正確にはこれらの粘膜上皮）
	泌尿器	膀胱，尿道（正確にはこれらの粘膜上皮）
	腺	外分泌腺，内分泌腺

B. 学力養成編

チェック欄	問題	正解
(1) 細胞・組織に関する問題		
	問1. 細胞小器官の中で，タンパク質合成に関係するものはなにか？	リボソームと小胞体
	問2. 細胞小器官の中で，分泌顆粒の成熟を促すものはなにか？	ゴルジ装置
	問3. 細胞小器官の中で，細胞内消化に関与するものはなにか？	ライソソーム 【解説】ライソソームには，物質の消化に関わる加水分解酵素が含まれる．
	問4. 細胞小器官の中で，エネルギー生産に関与するものはなにか？	ミトコンドリア 【解説】酸素を利用して，エネルギー（ATP）を生産する．
	問5. 細胞分裂時に，紡錘糸の分解と合成を行う細胞小器官はなにか？	中心小体
	問6. 細胞内の物質輸送，細胞の形態保持，アメーバ様運動に関与する細胞小器官はなにか？	細胞骨格
	問7. 染色体の数はいくつか？	常染色体22対（44個） ＋ 性染色体2個 ＝46個
	問8. 男性の性染色体はなにか？	XY
	問9. 女性の性染色体はなにか？	XX
	問10. 体細胞の分裂の仕方をなんというか？	有糸分裂
	問11. 生殖細胞の分裂の仕方をなんというか？	減数分裂 【解説】精子，卵子などの成熟過程においてのみ行われる．

1. 人体の細胞・組織・発生

チェック欄	問題	正解
	問12. 単層扁平上皮はどのような器官に見られるか？	血管，リンパ管，肺（肺胞）
	問13. 単層立方上皮はどのような器官に見られるか？	甲状腺の腺上皮（濾胞細胞または小胞細胞）
	問14. 単層円柱上皮はどのような器官に見られるか？	胃腸の粘膜上皮
	問15. 多列線毛上皮はどのような器官に見られるか？	鼻腔，喉頭，気管，気管支などの呼吸器系に見られる．
	問16. 移行上皮はどのような器管に見られるか？	腎盤，尿管，膀胱
	問17. 重層扁平上皮はどのような器官に見られるか？	皮膚の表皮，消化管（口唇〜食道，肛門管）
	問18. 外分泌腺と内分泌腺の構造上の違いはなにか？	・いずれも外胚葉または内胚葉由来の上皮組織である． ・外分泌腺は導管によって自由表面（皮膚表面や消化管内腔）に分泌する． ・しかし，内分泌腺には導管がなく，毛細血管内に分泌する．
	問19. 支持組織を大きく4つに分類するとどのようになるか？	結合組織，軟骨組織，骨組織，血液とリンパ
	問20. 結合組織の基質はなにか（3つ）？	膠原線維，弾性線維，多糖類
	問21. 結合組織の細胞にはどのようなものが含まれるか（4つ）？	線維芽細胞，脂肪細胞，肥満細胞，組織球（マクロファージ）
	問22. 肥満細胞の顆粒はなにを含むか？	ヒスタミン
	問23. 密性結合組織はどのようなところに存在するか（3つ）？	真皮，腱，靱帯
	問24. 疎性結合組織はどのようなところに含まれるか（2つ）？	皮下組織，粘膜下組織
	問25. 軟骨組織の基質にはどのようなものが含まれるか（2つ）？	膠原線維，ムコ多糖類

チェック欄	問題	正解
	問26. 軟骨組織はどのように分類されるか（3つ）？	硝子軟骨，弾性軟骨，線維軟骨
	問27. 硝子軟骨はどのような部位に存在するか（3つ）？	肋軟骨，関節軟骨，気管軟骨など多くの部位に存在する．
	問28. 弾性軟骨はどのような部位に存在するか（2つ）？	耳介軟骨，喉頭蓋軟骨
	問29. 線維軟骨はどのような部位に存在するか（4つ）？	関節円板，椎間円板，関節半月，関節唇
	問30. 血液は約何リットルか？	約5リットル 【解説】血液は体重の約1/13に相当し，その40〜45％は血球，残りが液体成分の血漿である．
	問31. 赤血球内の血色素をなんというか？	ヘモグロビン
	問32. 血液1立方mmあたりの赤血球数はどれくらいか？	♂：500万個，♀：450万個
	問33. 血液1立方mmあたりの白血球数はどれくらいか？	5,000〜8,000個
	問34. 血液1立方mmあたりの血小板数はどれくらいか？	13〜35万個
	問35. 顆粒白血球にはどのようなものがあるか（3つ）？	好中球，好酸球，好塩基球
	問36. 無顆粒白血球にはどのようなものがあるか（2つ）？	単球，リンパ球
	問37. Bリンパ球とTリンパ球の働きを示せ．	B細胞：抗体を産生する． T細胞：細胞性免疫に関与する．
	問38. 赤血球の寿命はどれくらいか？	約120日 【解説】古い血球は脾臓で破壊される．

チェック欄	問　　題	正　　解
	問39. 単球は血管外に出るとなんと呼ばれるようになるか？	組織球（マクロファージ） 【解説】これが肝臓内にあればクッパー細胞と呼ばれ，肺胞内にあれば塵埃細胞と呼ばれる．したがって，これらの細胞は基本的に同じもの．
	問40. 血小板は骨髄中のなにに由来するか？	巨核球 【解説】巨核球の細胞質部分が壊され，小片となったものが血小板となる．
	問41. 血小板とフィブリノーゲンはどのような働きをもつか？	血管が破れた際に，血小板が血栓をつくる．それには，フィブリンとなったフィブリノーゲンも含まれ，それらが血餅をつくって止血を行う．
	問42. 血漿の90％以上はなにか？	水
	問43. 血漿タンパクにはなにが含まれるか？	アルブミン，グロブリン，フィブリノーゲン
	問44. 血清は血漿からなにを除いたものか？	フィブリノーゲン
	問45. 白血球の中で，最も多いのはなにか？	好中球
	問46. 白血球の中で，最も少ないのはどれか？	好塩基球
	問47. 筋線維の収縮をもたらす線維状タンパクはなにか？	アクチン，ミオシン
	問48. 骨格筋と心筋に見られる縞模様をなんというか？	横紋
	問49. 骨格筋，心筋，平滑筋は随意筋か，不随意筋か？	随意筋：骨格筋 不随意筋：心筋，平滑筋
	問50. 平滑筋はどのような器官に存在するか（11個）？	消化管，尿管，膀胱，子宮，血管，気管，気管支，立毛筋，精管，卵管，脾臓

チェック欄	問　題	正　解
(2) 発生に関する問題		
	問1. 減数分裂の結果，生殖細胞の染色体はどのようになるか？	22個の常染色体と，XまたはYの性染色体のいずれか 【解説】そのため，生殖細胞の染色体数は合計23個となる．
	問2. 受精が行われるのは卵管のどこか？	卵管膨大部 【解説】卵管中央約2/3の部分．
	問3. 受精卵の分割が進み，中に液胞のあるものはなんと呼ばれるか？	胚盤胞（胞胚）
	問4. 胚盤胞の外側の細胞層（栄養膜）は，後になにを形成するか？	子宮内膜とともに胎盤を形成
	問5. 外胚葉由来の組織・器官にはなにがあるか？	皮膚（表皮，毛，爪，汗腺，脂腺） 神経系 （脳，脊髄，脳神経，脊髄神経） 感覚器系 （視・聴・平衡・味・嗅覚器） 内分泌系：副腎髄質，松果体， 　　　　　下垂体後葉
	問6. 内胚葉由来の組織・器官にはなにがあるか？	消化器系 （胃腸の粘膜上皮，肝臓，膵臓，胆嚢） 呼吸器系 （喉頭，気管，気管支，肺の上皮） 泌尿器（膀胱,尿道の粘膜上皮） 内分泌系：甲状腺，上皮小体， 　　　　　膵島，下垂体前葉
	問7. 中胚葉由来の組織・器官はなにか？	骨格系（骨，軟骨，結合組織） 筋系（横紋筋，平滑筋，心筋） 循環系 （心臓，血管，リンパ管，血液） 泌尿生殖器系 （腎臓，尿管，精巣，子宮，卵巣，卵管） 内分泌系：副腎皮質

2. 骨・関節・靱帯

A. ポイントマスター編

(1) 骨の特徴

形状による分類	長骨	上腕骨，橈骨，尺骨，中手骨，大腿骨，脛骨，腓骨，中足骨
	短骨	椎骨，手根骨，足根骨
	扁平骨	前頭骨，頭頂骨，後頭骨，肩甲骨
		前頭骨，頭頂骨，後頭骨，側頭骨は，外板と内板という緻密質からなり，それらの間には板間層という海綿質が存在する．側頭骨は岩様部，鼓室部，鱗部からなり，鱗部が扁平な部分をなす．
	含気骨	上顎骨（上顎洞），前頭骨（前頭洞），篩骨（篩骨蜂巣），蝶形骨（蝶形骨洞），側頭骨（岩様部の乳様突起の中には乳突蜂巣がある）
骨の発生（骨化様式）	結合組織性骨化	膜内骨化ともいう． （例）頭蓋底以外の頭蓋骨，鎖骨
	軟骨性骨化	軟骨内骨化ともいう． （例）脊柱の骨，胸郭の骨，頭蓋底の骨，体肢骨

(2) 骨の連結

骨の連結	線維性の連結	縫合	鋸状縫合	両骨縁が鋸状になってかみ合う連結. 冠状縫合（前頭骨―頭頂骨） 矢状縫合（左右の頭頂骨間） ラムダ縫合（頭頂骨―後頭骨）
			鱗状縫合	魚のウロコのように薄い骨の縁が重なり合う連結.（頭頂骨―側頭骨）
			直線縫合	直線的な骨の縁の連結.（左右の鼻骨間）
		釘植		歯根は歯根膜の線維によって，歯槽という骨の穴に連結される.
		靱帯結合		骨間が靱帯で連結される. （例）手根骨や足根骨間の連結，前・後縦靱帯による上下の椎骨間の連結
	軟骨性の連結	軟骨結合		硝子軟骨が介在した骨間の連結. （例）肋骨―胸骨間の連結，骨端軟骨結合
		線維軟骨結合		線維軟骨が介在する骨間の連結. （例）椎間円板による椎骨間の連結，恥骨結合
	滑膜性の連結（一般的な関節）			関節の構造を示す用語：関節窩，関節頭，関節軟骨，関節腔 　　　　　　関節包（内層＝滑膜，外層＝線維膜） 　　　　　　軟骨小板（線維軟骨による） 　　　　　　　　＝関節円板（顎関節，胸鎖関節，橈骨手根関節） 　　　　　　関節半月（膝関節） 　　　　　　関節唇（肩関節，股関節）

(3) 関節の特徴

関節の骨の数による分類	単関節	2個の骨による関節． （例）胸鎖関節，指節間関節
	複関節	3個以上の骨による関節． （例）肘関節，橈骨手根関節，距腿関節
関節の運動軸の数による分類	一軸性関節	1つの運動軸を中心に動く関節． （例）腕尺関節，膝関節，橈尺関節
	二軸性関節	直交する2つの運動軸を中心に動く関節． （例）母指の手根中手関節，橈骨手根関節
	多軸性関節	3つ以上の運動軸を中心に動く関節． （例）肩関節，股関節
関節面の形状による分類	球関節	関節頭が球状をなして，自由な動きがもたらされる．股関節は，関節窩が深いため臼状関節と呼ばれることもある． （多軸性）（例）肩関節，股関節，腕橈関節
	車軸関節	関節頭が環状関節面をもち，それが関節窩内で回転する． （一軸性）（例）正中環軸関節，上・下橈尺関節
	蝶番関節	2つの骨が蝶番運動を行う．（一軸性） （例）指節間関節 蝶番運動に若干のラセン運動が含まれる場合には，ラセン関節ともいう． （例）腕尺関節，距腿関節
	鞍関節	鞍の形をなす関節頭と関節窩による関節．（二軸性） （例）母指の手根中手関節
	楕円関節	関節窩と関節頭のいずれも楕円の形状をなし，二軸性の運動を行う． （例）橈骨手根関節，顎関節 関節面が球状に近く，靱帯によって運動が一軸または二軸に制限される関節． （例）膝関節，中手指節関節
	平面関節	関節面が平面でほとんど動きがない． （例）椎間関節，手根間関節，仙腸関節 　　（椎間関節は椎骨の上・下関節突起間の関節のこと）

(4) 体幹の骨① 椎骨の特徴

体幹の骨	脊柱（頸椎〜仙骨・尾骨）＋胸骨＋肋骨 体幹の骨には，鎖骨，肩甲骨，寛骨は含まれないことに注意．	
椎骨の数	頸椎＝7個，胸椎＝12個，腰椎＝5個， 仙椎＝5個，尾椎＝3〜5個	
椎骨の 基本形態 （胸椎）	椎体，椎弓，椎孔	椎孔は椎体と椎弓に囲まれてできる孔で，上下の椎孔が連なって脊髄を入れる脊柱管を形成する．
	上・下肋骨窩	肋骨頭と関節する部位で，椎体側面にある．
	棘突起，横突起	椎弓から伸びる突起で，横突起には肋骨結節と関節する横突肋骨窩がある．
	上・下関節突起	上下の椎骨と関節するための突起．
	上・下椎切痕	関節突起の基部にある切痕．
	椎間孔	上位椎骨の下椎切痕と，下位椎骨の上椎切痕が合わさってできる孔で，脊髄神経がとおる．
頸椎全般	横突孔	横突孔は全頸椎にみられるが，第6頸椎より上位の横突孔に椎骨動・静脈が通る．横突孔の上面に脊髄神経溝がある．
第1頸椎	環椎ともいう． 特徴：前弓・後弓，椎骨動脈溝，上関節窩，下関節窩，歯突起窩	
第2頸椎	軸椎ともいう．　　特徴：歯突起	
第7頸椎	隆椎ともいう．	
腰椎全般	椎体が最も大きい．特徴：肋骨突起，乳頭突起，副突起	
仙骨の特徴	5個の仙椎が融合して仙骨をつくる．男性の仙骨は，女性に比べて長くて幅が狭い．　特徴：岬角，横線，耳状面	
尾骨	3〜5個の尾椎が一塊となって三角形の尾骨をつくる． 背側面に2本の長い尾骨角．	

(5) 体幹の骨②　胸骨と胸郭の特徴

胸骨全般			胸骨柄，胸骨体，剣状突起からなる．
胸骨	胸骨柄	切痕の数	頚切痕（1），鎖骨切痕（2），第1肋骨の切痕（2），第2肋骨の切痕（2）で，計7個．
		頚切痕	鎖骨の胸骨端と合わさって，体表には頚窩ができ，ここで気管軟骨を触れる．
		鎖骨切痕	胸鎖関節には関節円板が存在する．
		肋骨切痕	第1・2肋軟骨と関節する．
	胸骨体	胸骨角	胸骨柄と胸骨体との連結部で，体表から触れる．
			第4・5胸椎体の高さに相当し，気管分岐部，大動脈弓起始部，下行大動脈起始，食道の2番目の狭窄部に相当する．
			第2肋軟骨は，胸骨柄，胸骨体の両方にまたがって連結する．
		切痕の数	第2～7肋軟骨と連結するので，片側に6個ある．
胸郭		胸郭上口	第1胸椎，第1肋骨，胸骨柄上縁で構成される．（鎖骨が含まれないことに注意）
		胸郭下口	第12胸椎，第12肋骨，第7～10肋軟骨，剣状突起で構成される．

（6）体幹の骨③　肋骨の特徴

肋骨全般	肋骨の数, 長さ	12本, 第1から第7・8肋骨まで長くなり, それ以下は短くなる.
	肋骨頭	胸椎体の肋骨窩と関節する. 第1～9胸椎：上・下肋骨窩, 第10～12胸椎：肋骨窩
	肋骨結節	胸椎横突起の横突肋骨窩と関節する.
	肋骨溝	肋間神経, 動・静脈がそれに沿ってとおる.
	真肋	第1～7肋骨：それぞれが肋軟骨を介して胸骨に連結する.
	仮肋	第8～12肋骨：胸骨に直接連結しない.
	浮肋（浮遊肋）	第11・12肋骨：仮肋の中でも自由端で終わるもの.
	肋骨弓	左右の第7～10肋軟骨がつくる弓状線のこと.
第1肋骨	前斜角筋結節	上面前方にある結節で, 前斜角筋がつく.
	鎖骨下動脈溝	前斜角筋結節の後方にある溝. 前斜角筋と中斜角筋の間を斜角筋隙といい, 鎖骨下動脈と腕神経叢の上・中・下神経幹がとおる.
	鎖骨下静脈溝	前斜角筋結節の前方にある溝.

(7) 頭蓋①　頭蓋全体の特徴と分類

頭蓋 (15種23個)	脳頭蓋	6種8個	前頭骨（1），頭頂骨（2），側頭骨（2），後頭骨（1），蝶形骨（1），篩骨（1） （篩骨は顔面頭蓋に含める場合もある）
	顔面頭蓋	9種15個	上顎骨（2），下顎骨（1），頬骨（2），鼻骨（2），涙骨（2），鋤骨（1），口蓋骨（2），舌骨（1），下鼻甲介（2）
頭蓋冠	\multicolumn{3}{l}{頭蓋の上半部または頭蓋腔の天井部分． 外後頭隆起―上項線―外耳孔上縁―側頭下稜―眼窩上縁―鼻棘　を結んだ線で，頭蓋底と境される．}
頭蓋底	\multicolumn{3}{l}{下顎骨・舌骨以外の頭蓋の底部．}
	内頭蓋底	\multicolumn{2}{l}{頭蓋腔の底の部分．前頭蓋窩・中頭蓋窩・後頭蓋窩の3部に分かれる．}
		\multicolumn{2}{l}{構成する骨：前頭骨，蝶形骨，側頭骨，後頭骨，篩骨}
	外頭蓋底	\multicolumn{2}{l}{下顎骨・舌骨を除いた頭蓋の底面． 範囲：外後頭隆起―上項線―乳様突起の内側―頬骨弓の後端―側頭下稜―上顎の歯列弓}
		\multicolumn{2}{l}{構成する骨：上顎骨，口蓋骨，蝶形骨，側頭骨，後頭骨，（鋤骨）}

(8) 頭蓋②　頭蓋冠と内頭蓋底の特徴

頭蓋冠	クモ膜顆粒小窩			クモ膜顆粒によってできる頭蓋冠内面の小さなくぼみ．
	上矢状洞溝，横洞溝			同名の硬膜静脈洞が位置する．
内頭蓋底	前頭蓋窩	篩骨	鶏冠	脳硬膜が付着する．
			篩板の小孔	嗅神経がとおる．
	中頭蓋窩	蝶形骨	視神経管	小翼の基部にある孔で，視神経と眼動脈が通り，眼窩に至る．
			視神経交叉溝	ここで左右の視神経が交叉する．
			上眼窩裂	小翼と大翼の間の隙間． 動眼神経，滑車神経，眼神経，外転神経，上眼静脈がとおる．
			トルコ鞍	蝶形骨体の上部に相当し，その中央部に下垂体窩がある．
			鞍背	トルコ鞍の後方にあり，この部位は後頭骨の底部とともに斜台をつくる．斜台は中枢神経の橋，延髄に面する．
			正円孔	上顎神経がとおる孔で，下眼窩裂に続く．
			卵円孔	下顎神経がとおる．
			棘孔	下顎神経の硬膜枝と中硬膜動脈がとおる．
			破裂孔	蝶形骨と，側頭骨錐体の間の隙間．
			頚動脈管内口	内頚動脈が頭蓋腔内に入る孔．

(9) 頭蓋③　内・外頭蓋底の特徴

内頭蓋底	後頭蓋窩	側頭骨	内耳孔	顔面神経と内耳神経がとおる．
		後頭骨	斜台	蝶形骨の鞍背と後頭骨底部からなる．
			大後頭孔	大孔ともいい，延髄―脊髄移行部に相当する．
			S状洞溝	同名の硬膜静脈洞が位置する．
			頚静脈孔	側頭骨と後頭骨の頚静脈切痕が向い合ってできた孔． 前方部：舌咽神経，迷走神経，副神経がとおる． 後方部：この孔からS状静脈洞が内頚静脈につづく．
			舌下神経管	同名の神経がとおる．
外頭蓋底	上顎骨・口蓋骨			硬口蓋をつくる．切歯管，大・小口蓋孔が存在する．
	蝶形骨		卵円孔，棘孔	
			翼状突起	内側板，外側板がある．
			翼突窩	翼状突起の内側板と外側板の間にあり，内側翼突筋が起始する．
	側頭骨		乳様突起	胸鎖乳突筋が停止する．
			茎状突起	茎突舌骨筋，茎突舌筋，茎突咽頭筋，茎突下顎靱帯がつく．
			茎乳突孔	ここから顔面神経が頭蓋底に出る．
			頚動脈管外口	ここから内頚動脈が頭蓋腔内に入る．
			鼓室	鼓膜の内側の小さな空間で，咽頭に通じる耳管と合わせて中耳をつくる．
	後頭骨		大後頭孔，頚静脈孔，舌下神経管	
			後頭顆	環椎の上関節窩と関節する．

(10) 頭蓋④　頭蓋骨のその他の特徴

頭蓋前面	前頭骨	眼窩上切痕	眼神経の枝の眼窩上神経がとおる．
	上顎骨	眼窩下孔	上顎神経の枝の眼窩下神経がとおる．
	下顎骨	オトガイ孔	下顎神経の枝の下歯槽神経の枝であるオトガイ神経がとおる．眼窩上切痕，眼窩下孔，オトガイ孔はほぼ同一直線上に位置する．
眼窩の構成	上　壁		前頭骨，蝶形骨小翼（小翼の基部に視神経管がある）
	下　壁		上顎骨，口蓋骨眼窩突起
	内　壁		前方から涙骨，篩骨，（蝶形骨体の一部）
	外　壁		頬骨，蝶形骨大翼
鼻腔の構成	上　壁		篩骨，蝶形骨
	側　壁		上顎骨体，口蓋骨垂直板
			上・中鼻甲介（篩骨の一部），　下鼻甲介（独立した骨）
	下　壁		上顎骨口蓋突起，口蓋骨水平板
	鼻中隔の構成		上部＝篩骨垂直板，　前下部＝鼻中隔軟骨，　後下部＝鋤骨
副鼻腔	前頭洞		中鼻道に開口する．
	篩骨洞		篩骨蜂巣からなる． 前方・中央部＝中鼻道に開口する． 後方部＝上鼻道に開口する．
	上顎洞		副鼻腔の中で最も大きい．　　　中鼻道に開口する．
	蝶形骨洞		鼻腔後上部（上鼻道）に開口する．
鼻涙管			涙骨から始まり，下鼻道に開口する．
頭蓋泉門			胎生期から新生児期に見られる頭蓋冠の隙間．
	大泉門		前頭骨と左右の頭頂骨の間の前方正中部にできるもので，泉門の中で最も大きい．出生後18〜36ケ月で閉じる．
	小泉門		後頭骨と左右の頭頂骨の間の後方正中部にできるもので，出生後3〜12ケ月で閉じる．
	前側頭泉門		頭頂骨と蝶形骨の間にできるもので，出生後約3ケ月で閉じる．
	後側頭泉門		頭頂骨と側頭骨の間にできるもので，出生後約18ケ月で閉じる．

(11) 上肢骨① 上肢帯の特徴

上肢骨全般		上肢骨＝上肢帯＋自由上肢骨 上肢帯＝肩甲骨＋鎖骨 自由上肢骨＝上腕骨＋前腕骨（橈骨＋尺骨）＋手の骨	
上肢帯	肩甲骨	肩甲棘と肩峰	いずれも体表から触れることができ，肩峰は鎖骨と関節する．
		烏口突起	上腕二頭筋短頭（起始），烏口腕筋（起始），小胸筋(停止)がつく．
		棘上窩と棘下窩	棘上筋，棘下筋が起始する．
		関節窩	上腕骨頭と関節する部位で，関節唇がつく．
		関節上結節	上腕二頭筋長頭が起始する．
		関節下結節	上腕三頭筋長頭が起始する．
	鎖骨	胸骨端	関節円板を介して胸骨柄と関節する．
		肩峰端	肩甲骨の肩峰と関節する．
		肋鎖靱帯圧痕	第1肋骨上面内側部と連結する靱帯の付着部位で，鎖骨下面内側にある．
		菱形靱帯線	肩鎖関節を補強する烏口鎖骨靱帯の中で，前外側部にある菱形靱帯の付着部．
		円錐靱帯結節	肩鎖関節を補強する烏口鎖骨靱帯の中で，後内側部にある円錐靱帯の付着部．

(12) 上肢骨②　上腕骨の特徴

上腕骨	前　面	小結節	肩甲下筋が停止する.
		小結節稜	大円筋・広背筋が停止する.
		結節間溝	上腕二頭筋長頭の腱がとおる.
		鉤突窩	尺骨の鉤状突起の部位に相当する.
		橈骨窩	橈骨関節環状面の部位に相当する.
	後　面	橈骨神経溝	この溝の上外側部から上腕三頭筋外側頭が起始し，下内側部から上腕三頭筋内側頭が起始する.
		肘頭窩	肘関節伸展時に，尺骨の肘頭がここにはまる.
	前・後面以外	大結節	棘上筋，棘下筋，小円筋が停止する.
		大結節稜	大胸筋が停止する.
		三角筋粗面	三角筋が停止する.
		上腕骨滑車	尺骨の滑車切痕が関節する.
		上腕骨小頭	橈骨頭の上面と関節する.

(13) 上肢骨③　橈骨・尺骨の特徴

橈　骨	関節環状面	尺骨の橈骨切痕と関節して，上橈尺関節（車軸関節）をつくる．橈骨輪状靱帯によって運動が支えられる.
	橈骨粗面	上腕二頭筋が停止する.
	尺骨切痕	尺骨の関節環状面に面する切痕.
	茎状突起	腕橈骨筋が停止する.
	手根関節面	手根骨（舟状・月状・三角骨）と関節する（橈骨手根関節）.
尺骨の特徴	肘頭	上腕三頭筋が停止する.
	滑車切痕	上腕骨滑車と関節する.
	鉤状突起	上腕骨鉤突窩に面する.
	橈骨切痕	橈骨の関節環状面に面する部位.
	尺骨粗面	上腕筋が停止する.
	関節環状面	橈骨の尺骨切痕と関節して，下橈尺関節（車軸関節）をつくる.
	茎状突起	この突起と尺骨関節環状面との間を尺側手根伸筋腱がとおる.

（14）上肢骨④　手の骨の特徴

			屈筋支帯の付着	関節する手根骨	関節しない手根骨
手根骨	近位列	舟状骨	○	大・小菱形骨，有頭骨，月状骨	三角骨，豆状骨，有鈎骨
		月状骨		舟状骨，三角骨，有頭骨，有鈎骨	大・小菱形骨，豆状骨
		三角骨		月状骨，有鈎骨，豆状骨	舟状骨，大・小菱形骨，有頭骨
		豆状骨	○	三角骨	舟状骨，月状骨，大・小菱形骨，有頭骨，有鈎骨
	遠位列	大菱形骨	○	舟状骨，小菱形骨	月状骨，三角骨，豆状骨，有頭骨，有鈎骨
		小菱形骨		舟状骨，大菱形骨，有頭骨	月状骨，三角骨，豆状骨，有鈎骨
		有頭骨		舟状骨，月状骨，小菱形骨，有鈎骨	三角骨，豆状骨，大菱形骨
		有鈎骨	○	月状骨，三角骨，有頭骨	舟状骨，豆状骨，大・小菱形骨
中手骨	茎状突起		第3指中手骨底に存在する．同名の突起が存在するのは，橈骨，尺骨，側頭骨である．		
指骨	基節骨，中節骨，末節骨（母指には中節骨なし）				

(15) 骨盤の特徴

骨盤の全般	左右の寛骨とその間の仙骨が合わさって骨盤がつくられる．	
	連結する骨の名称	備　考
仙腸関節	仙骨と腸骨の耳状面が合わさって関節する．	平面関節（半関節）
分界線	これによって，大骨盤と小骨盤に分かれる． 構成：岬角—弓状線—恥骨櫛—恥骨結合	
大骨盤	分界線より上方で，腹腔内臓を容れる．	
小骨盤	分界線より下方で，骨盤内臓（膀胱，直腸，女性の場合には子宮・腟）を容れる．	
骨盤上口	分界線に一致する．	男性＝ハート型， 女性＝楕円形
骨盤下口	恥骨結合—恥骨下肢・坐骨枝の下縁—坐骨結節—尾骨	
仙骨の形	逆三角形	男性＝幅狭く，上下的に長い． 女性＝幅広く，上下的に短い．
岬　角	前方に突出しているが，男性の方が突出は顕著．	
閉鎖孔		男性＝卵円形， 女性＝三角形に近い

(16) 下肢骨① 下肢帯の特徴

下肢骨全般		下肢骨＝下肢帯＋自由下肢骨 下肢帯（＝寛骨）＝腸骨＋恥骨＋坐骨 自由下肢骨＝大腿骨＋膝蓋骨＋下腿骨（脛骨＋腓骨）＋足の骨
寛骨（下肢帯）	腸骨	上前腸骨棘	縫工筋，大腿筋膜張筋（起始），鼠径靱帯が付着する．
		下前腸骨棘	大腿直筋が起始する．
		腸骨稜	内腹斜筋・腹横筋が起始し，外腹斜筋が停止する．
		腸骨翼	内面（腸骨窩）からは腸骨筋が起始する．外面（殿筋面）には前・後・下殿筋線があり，そこから殿筋が起始する．
		前殿筋線	後殿筋線との間から中殿筋が起始する．
		後殿筋線	これより後方の腸骨翼，仙骨・尾骨の後面，仙結節靱帯から大殿筋が起始する．
		下殿筋線	前殿筋線との間から小殿筋が起始する．
		大坐骨切痕	仙結節靱帯と仙棘靱帯によってこの切痕を含んだ孔（大坐骨孔）ができる．そこには梨状筋がとおり，この筋の上方が梨状筋上孔，下方が梨状筋下孔となる．
		耳状面	仙骨の同名の部位と関節する．
		弓状線	寛骨内面の線で，分界線の一部をつくる．
		寛骨臼	大腿骨頭との関節面となる．縁には関節唇がつく．
		寛骨臼切痕	寛骨臼の縁の高まりが下方で途切れた部分．
	恥骨	恥骨櫛	恥骨筋が起始する．
		恥骨結節	鼠径靱帯がつく．
		恥骨結合	腹直筋，錐体筋が起始する．
	坐骨	坐骨結節	半腱様筋，半膜様筋，大腿二頭筋長頭，下双子筋，大腿方形筋，大内転筋が起始する．
		閉鎖孔	閉鎖膜で不完全にふさがれ，残された閉鎖管に閉鎖神経，閉鎖動・静脈がとおる．

(17) 下肢骨②　大腿骨の特徴

大腿骨	前　面	転子間線		大転子と小転子間を結んだ線.
		膝蓋面		大腿骨体前面の下方部.
	後　面	転子間稜		大転子と小転子間の後方の高まりで，大腿方形筋が停止する.
		恥骨筋線		恥骨筋が停止する.
		殿筋粗面		大殿筋が停止する.
		粗線	内側唇	長・短・大内転筋が停止し，内側広筋が起始する.
			外側唇	大腿二頭筋短頭，外側広筋が起始する.
		膝窩面		粗線の下部が内外方向に広がった部位.
	前・後面以外	大転子		中殿筋，小殿筋，梨状筋が停止する.
		小転子		大腰筋，腸骨筋が停止する.
		転子窩		外閉鎖筋，内閉鎖筋，上・下双子筋が停止する.
		顆間窩		前・後十字靱帯がつく.
	頸体角			大腿骨体の軸に対する大腿骨頸の角度で，成人では120〜130°.

(18) 下肢骨③　脛骨・腓骨の特徴

脛骨	上面	内側顆	上関節面	・内側・外側半月を介して，大腿骨内側顆・外側顆と関節する． ・膝関節は，大腿骨・脛骨・膝蓋骨からなる複関節で，動きの面では蝶番関節・顆状関節となる．
		外側顆		
		顆間隆起	内側顆間結節	内側半月・外側半月が付着する．
			外側顆間結節	
		前顆間区		内側部に前十字靱帯がつく．
		後顆間区		外側部に後十字靱帯がつく．
	前面	脛骨粗面		大腿四頭筋が膝蓋靱帯を介して停止する．
	後面	ヒラメ筋線		ヒラメ筋腱弓が付着する．
	前・後面以外	内果		この下方を後脛骨筋・長母指屈筋・長指屈筋の腱が通り，この前方を大伏在静脈が上行する．
		内果関節面		距骨に面する．（距腿関節）
腓骨	腓骨頭			大腿二頭筋が停止し，長腓骨筋・ヒラメ筋が起始する．
	外果			この後方を長・短腓骨筋の腱がとおり，小伏在静脈が上行する．
	外果関節面			距骨に面する．（距腿関節）
	外果窩			外果関節面下部のくぼみで，後距腓靱帯がつく．

(19) 下肢骨④　足の骨の特徴

<table>
<tr><th colspan="3"></th><th>関節する骨</th><th>備考</th></tr>
<tr><td rowspan="7">足根骨</td><td rowspan="2">近位列</td><td>距骨</td><td>踵骨，舟状骨</td><td rowspan="2">載距突起，踵骨隆起</td></tr>
<tr><td>踵骨</td><td>距骨，舟状骨，立方骨</td></tr>
<tr><td rowspan="5">遠位列</td><td>舟状骨</td><td>距骨，踵骨，楔状骨，立方骨</td><td></td></tr>
<tr><td>立方骨</td><td>踵骨，舟状骨，外側楔状骨，第4・5中足骨</td><td></td></tr>
<tr><td>内側楔状骨</td><td>舟状骨，中間楔状骨，第1中足骨</td><td></td></tr>
<tr><td>中間楔状骨</td><td>舟状骨，内側・外側楔状骨，第2中足骨</td><td></td></tr>
<tr><td>外側楔状骨</td><td>舟状骨，中間楔状骨，立方骨，第2・3・4中足骨</td><td></td></tr>
<tr><td colspan="3">中足骨</td><td colspan="2">内側・中間・外側楔状骨のそれぞれの前方には第1～3中足骨が位置するが，立方骨の前方には第4・5中足骨の両方が位置する．</td></tr>
<tr><td colspan="3">指骨</td><td colspan="2">基節骨，中節骨，末節骨で構成され，それぞれは指節間関節（蝶番関節）で連結する．</td></tr>
<tr><td colspan="3">ショパール関節</td><td colspan="2">近位足根骨（距骨・踵骨）と，遠位足根骨（舟状骨・立方骨）の間の関節．</td></tr>
<tr><td colspan="3">リスフラン関節</td><td colspan="2">遠位足根骨（内側・中間・外側楔状骨，立方骨）と，第1～5中足骨底の間の関節．</td></tr>
<tr><td colspan="2" rowspan="2">縦足弓</td><td>内側</td><td colspan="2">踵骨―距骨―舟状骨―楔状骨―第1～3中足骨　で構成される．</td></tr>
<tr><td>外側</td><td colspan="2">踵骨―立方骨―第4・5中足骨　で構成される．</td></tr>
<tr><td colspan="3">横足弓</td><td colspan="2">横方向に並ぶ遠位足根骨による．</td></tr>
</table>

(20) 顎関節と靱帯

		関節または靱帯の名称	連結する骨の名称	備　考
頭部	関節	顎関節	側頭骨の下顎窩～関節結節—下顎頭	楕円関節，関節円板をもつ．下顎の運動：上下運動，前後運動，臼磨運動
	靱帯	外側靱帯	側頭骨頬骨突起—下顎頸外面	
		蝶下顎靱帯	蝶形骨棘—下顎小舌	
		茎突下顎靱帯	側頭骨茎状突起—下顎角後縁の内側	

(21) 椎骨の関節と靱帯

		関節または靱帯の名称	連結する骨の名称	備　考
椎骨	関節	環椎後頭関節	後頭骨の後頭顆—環椎の上関節窩	
		正中環軸関節	環椎の歯突起窩—軸椎歯突起の前関節面	車軸関節
		外側環軸関節	環椎の下関節窩—軸椎の上関節面	
		椎間関節	上位椎骨の下関節突起—下位椎骨の上関節突起	平面関節
	靱帯	環椎横靱帯	歯突起を固定するために環椎歯突起窩に張られる．	
		前縦靱帯	上下の椎体前面の間	
		後縦靱帯	上下の椎体の後面（＝椎孔の前面）の間	
		黄色靱帯	上下の椎弓間	弾性線維に富む．
		棘間靱帯	上下の棘突起間	
		棘上靱帯	上下の棘突起の後端	
		項靱帯	棘上靱帯の頸部	
胸郭	関節	胸肋関節	第1～7肋骨の肋軟骨—胸骨	
		軟骨間関節	第8～10肋骨の肋軟骨—上位肋軟骨	
		肋骨頭関節	肋骨頭—胸椎椎体の肋骨窩	
		肋横突関節	肋骨結節—胸椎横突起の横突肋骨窩	

(22) 上肢の関節

		関節または靱帯の名称	連結する骨の名称	備考
上肢	関節	肩鎖関節	肩甲骨の肩峰—鎖骨の肩峰端	平面関節（不完全な関節円板）
		胸鎖関節	胸骨柄—鎖骨の胸骨端	関節円板をもつ
		肩関節	肩甲骨関節窩—上腕骨頭	関節窩の縁に関節唇がつく．球関節
		肘関節	上腕骨—尺骨・橈骨	腕橈関節，腕尺関節，上橈尺関節からなる複関節．1つの関節包で被われる．
		腕尺関節	上腕骨滑車—尺骨の滑車切痕	蝶番関節（ラセン関節）
		腕橈関節	上腕骨小頭—橈骨頭の上面	球関節
		上橈尺関節	橈骨の関節環状面—尺骨の橈骨切痕	車軸関節 橈骨輪状靱帯
		下橈尺関節	橈骨の尺骨切痕—尺骨の関節環状面	車軸関節
		橈骨手根関節	橈骨の手根関節面—近位手根骨（豆状骨以外）	楕円関節で，関節円板をもつ．尺骨は含まれない．
		手根間関節	近位手根骨間（豆状骨以外）	平面関節
		手根中央関節	近位手根骨（豆状骨以外）—遠位手根骨	複関節
		手根中手関節	遠位手根骨—第2～5中手骨	複関節，共通の関節包
		母指の手根中手関節	大菱形骨—第1中手骨	鞍関節
		中手指節関節	中手骨頭—基節骨底	MP関節，顆状関節
		手の指節間関節	基節骨頭—中節骨底，中節骨頭—末節骨底	IP関節，蝶番関節

(23) 上肢の靱帯

		関節または靱帯の名称	連結する骨の名称	備考
上肢	靱帯	肩鎖靱帯	肩鎖関節の上面	
		菱形靱帯	烏口突起の上内側部―鎖骨の菱形靱帯線	鎖骨の肩峰端近くで、円錐靱帯の前外側
		円錐靱帯	烏口突起の基部―鎖骨の円錐靱帯結節	鎖骨の肩峰端近くで、菱形靱帯の後内側
		前・後胸鎖靱帯	胸骨柄の前・後面―鎖骨胸骨端前・後面	
		肋鎖靱帯	第1肋軟骨上面―鎖骨肋鎖靱帯圧痕	
		鎖骨間靱帯	左右鎖骨の胸骨端の間	
		烏口上腕靱帯	烏口突起―大結節・小結節	関節包上面の補強
		関節上腕靱帯	関節唇―解剖頚	
		烏口肩峰靱帯	烏口突起―肩峰	
		内側側副靱帯	・上腕骨内側上顆―鈎状突起・肘頭内側 ・中手骨―基節骨, 基節骨―中節骨・中節骨―末節骨	肘関節, 中手骨より先にある. 手根:内側手根側副靱帯
		外側側副靱帯	・上腕骨外側上顆―橈骨輪状靱帯・橈骨切痕 ・中手骨―基節骨, 基節骨―中節骨 ・中節骨―末節骨	肘関節, 中手骨より先にある. 手根:外側手根側副靱帯
		橈骨輪状靱帯	尺骨の橈骨切痕―橈骨頭を取り巻く	

(24) 下肢の関節

		関節または靭帯の名称	連結する骨の名称	備考
下肢	関節	仙腸関節	仙骨の耳状面―腸骨の耳状面	平面関節
		股関節	寛骨臼―大腿骨頭	球関節
		膝関節	大腿骨―脛骨―膝蓋骨	複関節，蝶番関節（顆状関節），関節半月をもつ．
		脛腓関節	脛骨の腓骨切痕―腓骨下端	平面関節
		距腿関節	距骨滑車―脛骨の下関節面・内果関節面―腓骨の外果関節面	複関節，蝶番関節（ラセン関節）
		距骨下関節	距骨の後踵骨関節面―踵骨の後距骨関節面	
		距踵舟関節	距骨の中・前踵骨関節面―踵骨中・前距骨関節面―舟状骨	
		踵立方関節	踵骨―立方骨	
		楔舟関節	内側・中間・外側楔状骨―舟状骨	
		横足根関節	距骨・踵骨―舟状骨・立方骨	ショパール関節
		足根中足関節	内側・中間・外側楔状骨―第1～5中足骨	リスフラン関節
		中足指節関節	中足骨頭―基節骨底	
		足の指節間関節	基節骨頭―中節骨底，中節骨頭―末節骨底	蝶番関節

(25) 下肢の靱帯

		関節または 靱帯の名称	連結する骨の名称	備　　考
下肢	股関節	関節包	寛骨臼縁・関節唇―転子間線（前方），大腿骨頚（後方）	
		腸骨大腿靱帯	下前腸骨棘・寛骨臼上縁―転子間線	関節包の前方を補強
		恥骨大腿靱帯	腸恥隆起・恥骨体・恥骨上枝―小転子	関節包の前方を補強
		坐骨大腿靱帯	寛骨臼縁後方―転子窩	関節包の後方を補強
		大腿骨頭靱帯	大腿骨頭窩―寛骨臼切痕	関節内靱帯
	膝関節	前十字靱帯	脛骨前顆間区内側―大腿骨外側顆の内面後方部	関節内靱帯
		後十字靱帯	脛骨後顆間区外側―大腿骨内側顆の内面前方部	関節内靱帯
		内側側副靱帯	大腿骨内側上顆―脛骨内側顆	内側半月に付着する．
		外側側副靱帯	大腿骨外側上顆―腓骨頭	前・後十字靱帯や内側側副靱帯とは，連結する骨が異なる．
		膝横靱帯	内側半月の前方部―外側半月の前方部	
		膝蓋靱帯	膝蓋骨―脛骨粗面	
	足関節	前・後脛骨靱帯	脛骨上端―腓骨上端	
		内側（三角）靱帯	内果―舟状骨・踵骨・距骨	
		前距腓靱帯	外果―距骨頚外側部	
		後距腓靱帯	外果―距骨後突起の外側結節	
		踵腓靱帯	外果下縁―踵骨の外側	

B. 学力養成編

チェック欄	問　　題	正　解
(1) 骨の部位名称に関する問題		
	【椎　骨】 問1.　次の部位が存在する骨はなにか？ 　　　上・下関節突起，横突起，棘突起， 　　　横突肋骨窩，肋骨窩	胸椎 【解説】肋骨窩，横突肋骨窩があるのは胸椎のみ．
	問2.　次の部位が存在する骨はなにか？ 　　　上・下関節突起，横突起，横突孔， 　　　棘突起，脊髄神経溝	頚椎 【解説】横突孔は頚椎のみに存在する．
	問3.　次の部位が存在する骨はなにか？ 　　　上・下関節突起，棘突起，肋骨突起， 　　　乳頭突起，副突起	腰椎 【解説】腰椎は肋骨と関節しないので横突起はなく，それに代わって肋骨突起が存在する．
	問4.　次の部位が存在する骨はなにか？ 　　　上関節突起，耳状面，岬角，横線	仙骨 【解説】5つの仙椎が融合して，仙骨となる．仙骨には下関節突起はない．
	問5.　頚椎，胸椎，腰椎，仙椎は，それぞれいくつあるか？	頚椎：7個，胸椎：12個，腰椎：5個，仙椎：5個
	問6.　次の部位が存在する骨はなにか？ 　　　上・下関節窩，椎骨動脈溝，前弓， 　　　後弓，歯突起窩	環椎（第1頚椎） 【解説】上・下関節突起はない．
	問7.　歯突起のある骨はなにか？	軸椎（第2頚椎）
	問8.　第7頚椎は，別名はなんというか？	隆椎
	問9.　第5胸椎には関節面がいくつあるか？	10個 【解説】左右の上・下関節突起（4個），上・下肋骨窩（4個），横突肋骨窩（2個）で関節するので，全部で10個．なお，椎体の上面と下面は含めない．

チェック欄	問題	正解
	問10. 第11胸椎には関節面がいくつあるか？	8個 【解説】第10～12胸椎には，上・下肋骨窩はなく，単に肋骨窩だけとなるので，この場合には関節面は8個になる．
	問11. 脊柱管を構成する椎骨の穴をなんというか？	椎孔 【解説】椎孔が連なって脊柱管を形成し，そこに脊髄が存在する．
	問12. 上位椎骨の下椎切痕と，下位椎骨の上椎切痕が合わさってできる孔をなんというか？	椎間孔 【解説】椎間孔を脊髄神経がとおる．
	問13. 横突孔をとおるものはなにか？	椎骨動脈・静脈 【解説】椎骨動脈は第6頸椎より上位の横突孔をとおり，大後頭孔から頭蓋腔内に入る．
	【胸骨】 問14. 胸骨はどのようなもので構成されているか？	胸骨柄，胸骨体，剣状突起
	問15. 次の部位が存在する骨はなにか？ 頸切痕，鎖骨切痕，肋骨切痕	胸骨柄
	問16. 胸骨体と連結する肋軟骨は何番から何番までか？	第2～7肋軟骨
	問17. 胸骨柄と胸骨体との結合部をなんというか？	胸骨角 【解説】胸骨角は第4・5胸椎体の高さに相当する．
	問18. 胸骨柄と胸骨体との結合部（胸骨角）の高さは，胸部のどのような臓器に相当するか？	気管分岐部，食道の2番目の狭窄部，大動脈起始部，下行大動脈起始部に相当．
	問19. 胸骨柄と胸骨体との結合部（胸骨角）に連結するのは，何番目の肋軟骨か？	第2肋軟骨 【解説】第2肋軟骨は胸骨柄と胸骨体の両方に連結する．

チェック欄	問題	正解
	問20. 体表のミズオチに相当する部位には，なにが存在するか？	剣状突起
	【肋骨】 問21. 胸椎体の上・下肋骨窩に関節するのは，肋骨のどの部位か？	肋骨頭
	問22. 胸椎横突肋骨窩に関節するのは，肋骨のどの部位か？	肋骨結節
	問23. 次の部位が存在するのは何番目の肋骨か？ 鎖骨下静脈溝，前斜角筋結節，鎖骨下動脈溝	第1肋骨 【解説】これらは鎖骨の上面にあり，前方から，鎖骨下静脈溝，前斜角筋結節，鎖骨下動脈溝の順に並ぶ．
	問24. 胸郭上口を構成するのはなにか？	第1胸椎，第1肋骨，胸骨柄上縁
	問25. 胸郭下口を構成するものはなにか？	第12胸椎，第12肋骨，第7〜10肋軟骨，剣状突起
	問26. 真肋は何番目までの肋骨のことを示すか？	第1〜7肋骨 【解説】肋軟骨を介するが，胸骨と直接連結する．
	問27. 自由端に終わり，胸骨と連結しない肋骨は何番目か？	第11・12肋骨 【解説】浮肋（または浮遊肋）という．
	問28. 第7〜10肋軟骨がつくる円弧をなんというか？	肋骨弓
	【頭蓋骨】 問29. 次の部位が存在する骨はなにか？ 正円孔，卵円孔，棘孔，視神経管，鞍背，翼状突起，小翼，大翼，翼突窩	蝶形骨
	問30. 次の部位が存在する骨はなにか？ 乳様突起，乳突蜂巣，内耳孔，鼓室，下顎窩，茎状突起	側頭骨

チェック欄	問題	正解
	問 31. 次の部位が存在する骨はなにか？筋突起，咬筋粗面，翼突筋粗面，顎舌骨筋線，オトガイ棘，オトガイ孔，二腹筋窩，翼突筋窩	下顎骨
	問 32. 次の部位が存在する骨はなにか？頬骨突起，眼窩下孔	上顎骨
	問 33. 上顎骨，前頭骨，篩骨，蝶形骨，側頭骨に共通した特徴を示す名称はなにか？	含気骨
	問 34. 頭頂骨，前頭骨，後頭骨，側頭骨，肩甲骨に共通した特徴を示す名称はなにか？	扁平骨
	問 35. 脳頭蓋の扁平骨に見られるもので，緻密質の外板と内板に挟まれた海綿質部分をなんというか？	板間層
	問 36. 前頭骨と頭頂骨との結合をなんというか？	冠状縫合
	問 37. 左右の頭頂骨間の結合をなんというか？	矢状縫合
	問 38. 頭頂骨と後頭骨との結合をなんというか？	ラムダ縫合
	問 39. 脳頭蓋はどのような骨で構成されるか（6種8個）？	前頭骨（1），頭頂骨（2），側頭骨（2），後頭骨（1），蝶形骨（1），篩骨（1） 【解説】脳頭蓋の定義は定まっておらず，篩骨を含めない場合もある．
	問 40. 脳頭蓋の骨で対をなすのはどれか（2つ）？	側頭骨，頭頂骨
	問 41. 顔面頭蓋の中で，対をなさない骨はなにか（3つまたは4つ）？	鋤骨，下顎骨，舌骨（篩骨） 【解説】篩骨を顔面頭蓋に含める場合には，篩骨も対をなさない．

チェック欄	問題	正解
	問42. 副鼻腔には，どのようなものがあるか（4つ）？	前頭洞，篩骨洞，上顎洞，蝶形骨洞
	問43. 副鼻腔のうち，最大の空洞を有するのはなにか？	上顎洞
	問44. 副鼻腔のうち，中鼻道に開口するものはなにか？	前頭洞，篩骨洞，上顎洞
	問45. 副鼻腔のうち，中鼻道以外に開口するものはなにか？	蝶形骨洞
	問46. 副鼻腔のうち，中鼻道と上鼻道の両方に開口するものはなにか？	篩骨洞 【解説】前方部は中鼻道に開口し，後方部は上鼻道に開口する．
	問47. 下鼻道に開口するものはなにか？	鼻涙管
	問48. 眼窩を構成する骨はなにか（7つ）？	上顎骨，頬骨，前頭骨，涙骨，篩骨，蝶形骨，口蓋骨
	問49. 眼窩上壁を構成する主な骨はなにか（1つ）？	前頭骨
	問50. 眼窩下壁を構成する主な骨はなにか（2つ）？	上顎骨，口蓋骨 【解説】口蓋骨は眼窩突起のみの小部分．
	問51. 眼窩内壁を構成する主な骨はなにか（2つ）？	涙骨，篩骨
	問52. 眼窩外壁を構成する主な骨はなにか（2つ）？	頬骨，蝶形骨
	問53. 鼻中隔を構成する骨はなにか（2つ）？	篩骨，鋤骨 【解説】前下部：鼻中隔軟骨，上部：篩骨垂直板，後下部：鋤骨
	問54. 鼻腔側壁を構成するのはなにか（4つ）？	上顎骨，口蓋骨，下鼻甲介，篩骨 【解説】側壁の後方部が口蓋骨垂直板で構成される．

チェック欄	問　題	正　解
	問55. 硬口蓋を構成するのはなにか（2つ）？	上顎骨，口蓋骨 【解説】硬口蓋の後方部が口蓋骨水平板で構成される．
	問56. 頬骨弓を構成する骨はなにか（2つ）？	頬骨，側頭骨 【解説】頬骨の側頭突起と側頭骨の頬骨突起が合わさって，頬骨弓をつくる．
	問57. 上眼窩裂は何と何の間にできた裂か？	蝶形骨の小翼と大翼の間．
	問58. 頚静脈孔を構成する骨はなにか（2つ）？	側頭骨，後頭骨 【解説】側頭骨頚静脈切痕と後頭骨の同名の切痕が向かい合って，頚静脈孔ができる．
	問59. 斜台を構成する骨はなにか（2つ）？	蝶形骨，後頭骨
	問60. 頭蓋泉門には，どのようなものがあるか（4つ）？	大泉門，小泉門，前側頭泉門，後側頭泉門
	問61. 頭蓋泉門のうち，左右の頭頂骨と前頭骨の間にあるものはなにか？	大泉門
	問62. 正中にある頭蓋泉門のうち，後方にあるものはなにか？	小泉門 【解説】左右の頭頂骨と後頭骨の間にある．
	問63. 頭蓋泉門のうち，最も遅く閉じるものはなにか？	大泉門
	問64. 下顎の運動にはどのようなものがあるか（3つ）？	上下運動（口の開閉），前進・後退，臼磨運動（側方への回旋運動）
	【上肢骨】 問65. 次の部位が存在する骨はなにか？ 　関節窩，関節上結節，関節下結節，棘上窩，棘下窩，烏口突起，肩甲棘，肩峰	肩甲骨

チェック欄	問　題	正　解
	問66. 次のうち，上腕骨の前面にあるのはどれか（5つ）？ 大結節，大結節稜，小結節，小結節稜，結節間溝，橈骨窩，鈎突窩，肘頭窩，三角筋粗面，橈骨神経溝	小結節，小結節稜，結節間溝，橈骨窩，鈎突窩 【解説】大結節は前面から後面にまで及ぶ．
	問67. 次のうち，上腕骨の後面にあるのはどれか（2つ）？ 大結節，大結節稜，小結節，小結節稜，結節間溝，橈骨窩，鈎突窩，肘頭窩，三角筋粗面，橈骨神経溝	橈骨神経溝，肘頭窩 【解説】三角筋粗面は上腕骨体の外側．
	問68. 上腕骨滑車の上方前面にはなにが存在するか？	鈎突窩 【解説】尺骨鈎状突起に対応したくぼみ．
	問69. 上腕骨滑車の上方後面にはなにが存在するか？	肘頭窩 【解説】肘頭がはまるくぼみ．
	問70. 上腕骨小頭の上方前面にはなにが存在するか？	橈骨窩 【解説】橈骨頭にはまり込むためのくぼみ．
	問71. 次の部位が存在する骨はなにか？ 橈骨切痕，尺骨粗面，滑車切痕，茎状突起，関節環状面	尺骨 【解説】橈骨がはまり込む切痕なので，尺骨に橈骨切痕がある．
	問72. 次の部位が存在する骨はなにか？ 尺骨切痕，橈骨粗面，関節環状面，手根関節面，茎状突起	橈骨 【解説】尺骨がはまり込む切痕なので，橈骨に尺骨切痕がある．
	問73. 手根骨の近位列に存在する骨はなにか？	橈側から：舟状骨，月状骨，三角骨，豆状骨
	問74. 手根骨の遠位列に存在する骨はなにか？	橈側から：大菱形骨，小菱形骨，有頭骨，有鈎骨
	問75. 手根管をとおるものはなにか？	長母指屈筋腱，浅指屈筋腱，深指屈筋腱，正中神経
	問76. 屈筋支帯が付着する骨はなにか？	橈側：舟状骨・大菱形骨 尺側：豆状骨・有鈎骨

チェック欄	問　題	正　解
	【下肢骨】 問 77. 骨盤はなにから構成されているか？	寛骨と仙骨
	問 78. 骨盤の中で下肢の骨はどれか？	寛骨 【解説】仙骨は体幹の骨で，寛骨は下肢帯（下肢）の骨であることに注意．
	問 79. 寛骨を構成する骨はなにか？	腸骨，恥骨，坐骨
	問 80. 次の部位が存在する骨はなにか？ 前・後・下殿筋線，弓状線，耳状面	腸骨（寛骨の上部）
	問 81. 次の部位が存在する骨はなにか？ 大転子，小転子，粗線，転子窩，転子間稜，顆間窩，殿筋粗面，恥骨筋線，膝窩面，膝蓋面	大腿骨
	問 82. 次のうち，大腿骨の前面にあるのはどれか（2つ）？ 大転子，小転子，粗線，転子窩，転子間稜，顆間窩，殿筋粗面，恥骨筋線，膝窩面，膝蓋面	転子間線，膝蓋面
	問 83. 次のうち，大腿骨の後面にあるのはどれか（5つ）？ 大転子，小転子，粗線，転子窩，転子間稜，顆間窩，殿筋粗面，恥骨筋線，膝窩面，膝蓋面	転子間稜，粗線，殿筋粗面，膝窩面，恥骨筋線
	問 84. 大腿骨の長軸と大腿骨頚とのなす角度をなんというか？	頚体角 【解説】頚体角の角度は 120 ～ 130°．
	問 85. 次の部位が存在する骨はなにか？ ヒラメ筋線，顆間隆起，内果	脛骨
	問 86. 次のうち，脛骨の前面にあるのはどれか？ ヒラメ筋線，顆間隆起，内果，脛骨粗面	脛骨粗面 【解説】脛骨粗面は膝蓋靱帯の付着部位．

チェック欄	問題	正解
	問87. 次のうち，脛骨の後面にあるのはどれか？ ヒラメ筋線，顆間隆起，内果，脛骨粗面	ヒラメ筋線
	問88. 脛骨の内側・外側顆間結節の前方部および後方部は，それぞれなんというか？	前顆間区，後顆間区
	問89. 前・後十字靱帯は脛骨のどこにつくか？	前十字靱帯：前顆間区の内側 後十字靱帯：後顆間区の外側
	問90. 外果が存在する骨はなにか？	腓骨
	問91. 足根骨の近位列に存在する骨はなにか？	距骨，踵骨
	問92. 足根骨の遠位列に存在する骨はなにか？	舟状骨，立方骨，内側・中間・外側楔状骨
	問93. 載距突起を有する骨はなにか？	踵骨
	問94. 足根骨遠位列と中足骨でつくられる関節をなんというか？	リスフラン関節 【解説】ここでいう遠位足根骨とは，楔状骨と立方骨のこと．
	問95. 距骨・踵骨と，舟状骨・立方骨の間の関節はなにか？	ショパール関節 【解説】ショパールとリスフランの両関節に関わるのは立方骨．
	問96. 踵骨―距骨―舟状骨―楔状骨―第1～3中足骨によって構成されるものはなにか？	内側の縦足弓
	問97. 踵骨―立方骨―第4・5中足骨によって構成されるものはなにか？	外側の縦足弓
	問98. 遠位列の足根骨が横に並んでつくる，上方に凸な弓形はなにか？	横足弓

チェック欄	問題	正解
	【骨の一般】 問99. 骨の中で，次の構造が存在する部位はどこか？ ハバース層板，介在層板，外・内基礎層板	緻密質
	問100. ハバース管およびフォルクマン管の中にはなにが存在するか？	血管
	問101. 腱や骨膜，靱帯などを骨に結合するために，それらの線維が骨に埋入されたものはなにか？	シャーピー線維
	問102. 赤色骨髄と黄色骨髄とでは，造血が行われるはどちらか？	赤色骨髄
(2) 関節・靱帯に関する問題		
	問1. 菱形靱帯はどこに存在するか？	鎖骨の肩峰寄り 【解説】烏口突起と菱形靱帯線の間に付着．
	問2. 円錐靱帯はどこに存在するか？	鎖骨の肩峰端寄り 【解説】烏口突起と円錐靱帯結節の間に付着．
	問3. 椎体の前面および後面を連結する靱帯はなにか？	前・後縦靱帯
	問4. 上下の椎弓間を連結する靱帯はなにか？	黄色靱帯
	問5. 棘突起の後端部を結ぶ靱帯はなにか？	棘上靱帯
	問6. 頚部の棘突起後端部を結ぶ靱帯はなにか？	項靱帯
	問7. 顎関節を補強する靱帯はなにか（3つ）？	外側靱帯，蝶下顎靱帯，茎突下顎靱帯
	問8. 鼡径靱帯が付着する部位はどこか（2ヵ所）？	上前腸骨棘，恥骨結節

チェック欄	問題	正解
	問9. 関節唇を有する関節はなにか（2つ）？	肩関節，股関節
	問10. 関節半月を有する関節はなにか？	膝関節
	問11. 関節円板を有する関節はなにか（3つ）？	顎関節，胸鎖関節，橈骨手根関節 【解説】肩鎖関節を含める場合がある．
	問12. 大腿骨頭窩に付着する靱帯はなにか？	大腿骨頭靱帯
	問13. 前顆間区および後顆間区につく靱帯はなにか（2つ）？	前十字靱帯，後十字靱帯
	問14. 球関節にはどのようなものがあるか（3つ）？	肩関節，股関節，腕橈関節
	問15. 車軸関節にはどのようなものがあるか（3つ）？	上・下橈尺関節，正中環軸関節
	問16. 蝶番関節にはどのようなものがあるか（3つ）？	腕尺関節，距腿関節，指節間関節
	問17. ラセン関節にはどのようなものがあるか（2つ）？	腕尺関節，距腿関節
	問18. 鞍関節にはどのようなものがあるか？	母指の手根中手関節
	問19. 楕円関節にはどのようなものがあるか？	橈骨手根関節，顎関節
	問20. 平面関節にはどのようなものがあるか？	椎間関節，手根間関節，仙腸関節

3. 筋系

A. ポイントマスター編

(1) 上肢の筋の付着部位

骨の名称	部位の名称	筋の名称
肩甲骨	関節上結節	上腕二頭筋長頭（起始）
	関節下結節	上腕三頭筋長頭（起始）
	烏口突起	上腕二頭筋短頭（起始），烏口腕筋（起始），小胸筋（停止）
	内側縁	肩甲挙筋（停止），小菱形筋（停止），大菱形筋（停止），前鋸筋（停止）
	外側縁	小円筋（起始），大円筋（起始）
上腕骨	大結節	棘上筋（停止），小円筋（停止），棘下筋（停止）
	大結節稜	大胸筋（停止）
	小結節	肩甲下筋（停止）
	小結節稜	広背筋（停止），大円筋（停止）
	三角筋粗面	三角筋（停止）
	内側上顆	前腕屈筋 8 筋のうち，以下の 5 筋が起始する． 円回内筋上腕頭，橈側手根屈筋，長掌筋，尺側手根屈筋，浅指屈筋上腕尺骨頭
	外側上顆	前腕伸筋群 11 筋のうち，以下の 6 筋が起始する． 長橈側手根伸筋，短橈側手根伸筋，指伸筋，小指伸筋，回外筋，尺側手根伸筋
橈骨	橈骨粗面	上腕二頭筋（停止）
尺骨	肘頭	上腕三頭筋（停止）
	尺骨粗面	上腕筋（停止）

(2) 下肢の筋の付着部位

骨の名称	部位の名称	筋 の 名 称
寛　骨	上前腸骨棘	縫工筋（起始），大腿筋膜張筋（起始）
	下前腸骨棘	大腿直筋（起始）
	腸骨稜	外腹斜筋（停止），内腹斜筋（起始），腹横筋（起始）
	腸骨窩	腸骨筋
	恥骨結合	腹直筋（起始）
	坐骨結節	双子筋，大腿方形筋，大内転筋，大腿二頭筋長頭，半腱様筋，半膜様筋（全て起始）
大腿骨	大転子	中・小殿筋（停止），梨状筋（停止）
	転子窩	内・外閉鎖筋（停止），双子筋（停止）
	小転子	腸腰筋（停止）
	転子間稜	大腿方形筋（停止）
	殿筋粗面	大殿筋（停止）
	恥骨筋線	恥骨筋（停止）
	粗線外側唇	外側広筋（起始），大腿二頭筋短頭（起始）
	粗線内側唇	長・短・大内転筋（停止），内側広筋（起始）
	内側上顆	大内転筋（停止），腓腹筋内側頭（起始）
	外側上顆	腓腹筋外側頭，足底筋，膝窩筋（全て起始）
脛　骨	脛骨粗面	大腿四頭筋
	内側顆	半膜様筋（内側顆後面），半腱様筋，薄筋，縫工筋，（脛骨粗面の内側）（全て停止）
	ヒラメ筋線	ヒラメ筋（起始）
腓　骨	腓骨頭	大腿二頭筋（停止），長腓骨筋（起始），ヒラメ筋（起始）

(3) 手・足の筋の付着部位

（全て停止）

			屈　筋	伸　筋
上肢の筋	第2〜5指	末節骨	深指屈筋	指伸筋
		中節骨	浅指屈筋	
		基節骨	小指外転筋（第5指），短小指屈筋（第5指）	
			虫様筋，背側・掌側骨間筋	
	母指	末節骨	長母指屈筋	長母指伸筋
		基節骨	短母指屈筋，母指内転筋，短母指外転筋	短母指伸筋
	中手骨底	第1	母指対立筋（中手骨体）	長母指外転筋
		第2	橈側手根屈筋	長橈側手根伸筋
		第3		短橈側手根伸筋
		第4		
		第5	尺側手根屈筋，小指対立筋（中手骨体）	尺側手根伸筋
下肢の筋	第2〜5指	末節骨	長指屈筋	長指伸筋（短指伸筋）
		中節骨	短指屈筋	
		基節骨	小指外転筋（第5指），短小指屈筋（第5指）	
			虫様筋，背側・底側骨間筋	
	母指	末節骨	長母指屈筋	長母指伸筋
		基節骨	短母指屈筋，母指内転筋，母指外転筋	短母指伸筋
	中足骨底	第1	前脛骨筋，長腓骨筋	
		第2		
		第3		
		第4		
		第5	短腓骨筋，第3腓骨筋，小指対立筋（中手骨体）	

(4) 上肢の筋の作用

身体部位	動き	筋の名称
肩甲骨	内上方移動	肩甲挙筋，僧帽筋上部，小菱形筋，大菱形筋
	内方移動	僧帽筋中部
	前外方移動	前鋸筋
	外上方回転	僧帽筋下部，前鋸筋下部
	前下方移動	小胸筋
上腕	内旋	肩甲下筋，大胸筋，大円筋，広背筋
	外旋	棘下筋，小円筋
	内転	大胸筋，広背筋，大円筋，烏口腕筋，小円筋
	外転	三角筋中部，棘上筋
	屈曲	三角筋前部，大胸筋，烏口腕筋
	伸展	三角筋後部，広背筋，大円筋
前腕	屈曲	上腕二頭筋，上腕筋，腕橈骨筋，円回内筋
	回内	円回内筋，方形回内筋，腕橈骨筋（回外位から）
	伸展	上腕三頭筋
	回外	回外筋，上腕二頭筋，腕橈骨筋（回内位から）
手関節	掌屈	橈側手根屈筋，尺側手根屈筋
	背屈	長橈側手根伸筋，短橈側手根伸筋，尺側手根伸筋
	橈側に外転	橈側手根屈筋，橈側手根伸筋
	尺側に内転	尺側手根屈筋，尺側手根伸筋

(5) 下肢の筋の作用

身体部位	動き	筋の名称
大腿	外旋	縫工筋，内閉鎖筋，外閉鎖筋，梨状筋，双子筋，大腿方形筋
	内転	恥骨筋，長・短・大内転筋，外閉鎖筋，薄筋
	外転	中殿筋，小殿筋，縫工筋
	屈曲	腸腰筋，縫工筋，大腿直筋，恥骨筋，大腿筋膜張筋，薄筋
	伸展	大殿筋，大腿二頭筋長頭，半腱様筋，半膜様筋
下腿	内旋	縫工筋，薄筋，半腱様筋，半膜様筋，膝窩筋
	外旋	大腿二頭筋
	屈曲	縫工筋，薄筋，膝窩筋，半腱様筋・半膜様筋，大腿二頭筋
	伸展	大腿四頭筋，大腿筋膜張筋
足関節	内反	前脛骨筋，後脛骨筋，長指屈筋，長母指屈筋
	外反	長腓骨筋，短腓骨筋，第3腓骨筋
	背屈	前脛骨筋，長母指伸筋，長指伸筋，第3腓骨筋
	底屈	下腿三頭筋，足底筋，後脛骨筋，長指屈筋，長母指屈筋，長腓骨筋，短腓骨筋

(6) 脊髄神経後枝に支配される筋

	神経	筋の名称
脊髄神経全体	後枝	(後頭下筋) 大後頭直筋，上頭斜筋 小後頭直筋，下頭斜筋 (胸部の筋) 肋骨挙筋 (深背筋) 板状筋，棘筋，最長筋，腸肋筋 (横突棘筋) 半棘筋，回旋筋 (棘間筋，横突間筋)

(7) 脳神経，頚神経叢，胸神経に支配される筋

神経叢	神　経	筋　の　名　称
脳神経	動眼神経	上直筋，下直筋，内側直筋，下斜筋，上眼瞼挙筋
	滑車神経	上斜筋
	外転神経	外側直筋
	下顎神経	（咀嚼筋）咬筋，内側翼突筋，側頭筋，外側翼突筋 （舌骨上筋）顎二腹筋前腹，顎舌骨筋，鼓膜張筋
	顔面神経	表情筋，広頚筋 （舌骨上筋）顎二腹筋後腹，茎突舌骨筋，アブミ骨筋
	舌咽神経	咽頭筋
	迷走神経	喉頭筋（反回神経）
	副神経	胸鎖乳突筋，僧帽筋（これらの筋は頚神経の支配も受ける）
	舌下神経	内舌筋，外舌筋
頚神経	頚神経ワナ	（舌骨下筋）胸骨甲状筋，甲状舌骨筋，胸骨舌骨筋，肩甲舌骨筋
	横隔神経	横隔膜
	その他の前枝	（後頚筋）頭長筋，頚長筋，前頭直筋，外側頭直筋 （斜角筋）前・中・後斜角筋 オトガイ舌骨筋（ワナ上根から舌下神経に入るが，第1頚神経支配）
胸神経	肋間神経	（胸部の筋）外肋間筋，内肋間筋，最内肋間筋，胸横筋，肋下筋 （腹部の筋）腹直筋，錐体筋，外腹斜筋，内腹斜筋，腹横筋 （背部の筋）上後鋸筋，下後鋸筋

(8) 腕神経叢に支配される筋

	神　経	筋　の　名　称
腕神経叢	肩甲背神経	肩甲挙筋，小菱形筋，大菱形筋
	肩甲上神経	棘上筋，棘下筋
	肩甲下神経	肩甲下筋，大円筋
	鎖骨下筋神経	鎖骨下筋
	長胸神経	前鋸筋
	胸背神経	広背筋
	内側胸筋神経	大胸筋，小胸筋
	外側胸筋神経	大胸筋
	腋窩神経	三角筋，小円筋
	筋皮神経	上腕二頭筋，上腕筋，烏口腕筋
	尺骨神経	（前腕屈筋）尺側手根屈筋，深指屈筋尺側半 （母指球筋）短母指屈筋深頭，母指内転筋 （小指球筋）小指外転筋，短掌筋，短小指屈筋，小指対立筋 （中手筋）骨間筋，虫様筋（第3・4）
	正中神経	（前腕屈筋）円回内筋，長掌筋，橈側手根屈筋，方形回内筋，浅指屈筋，深指屈筋橈側半，長母指屈筋 （母指球筋）母指対立筋，短母指外転筋，短母指屈筋浅頭 （中手筋）虫様筋（第1～3）
	橈骨神経	（上腕伸筋）上腕三頭筋 （前腕伸筋）腕橈骨筋，肘筋，長橈側手根伸筋，指伸筋，短橈側手根伸筋，回外筋，尺側手根伸筋，示指伸筋，小指伸筋，長母指外転筋，長母指伸筋，短母指伸筋

(9) 腰神経叢，仙骨神経叢に支配される筋

	神 経	筋 の 名 称
腰神経叢	大腿神経	腸腰筋，大腿四頭筋，縫工筋，恥骨筋，膝関節筋
	閉鎖神経	長内転筋，短内転筋，大内転筋，外閉鎖筋，薄筋
	腸骨下腹神経	前腹筋（腹直筋（一部分），錐体筋），側腹筋（外腹斜筋，内腹斜筋，腹横筋）
	腸骨鼡径神経	側腹筋（内腹斜筋，腹横筋）
	陰部大腿神経	精巣挙筋
	その他の筋枝	腰方形筋
仙骨神経叢	上殿神経	中殿筋，小殿筋，大腿筋膜張筋
	下殿神経	大殿筋
	下直腸神経	外肛門括約筋（陰部神経の枝）
	会陰神経	尿道括約筋（陰部神経の枝）
	その他の筋枝	梨状筋，内閉鎖筋，双子筋，大腿方形筋
	総腓骨神経	大腿二頭筋短頭
	浅腓骨神経	長腓骨筋，短腓骨筋
	深腓骨神経	前脛骨筋，長母指伸筋，長指伸筋，第3腓骨筋，短母指伸筋，短指伸筋
	脛骨神経	（大腿屈筋）大腿二頭筋長頭，半腱様筋，半膜様筋（これらの支配神経は仙骨神経叢の筋枝とする場合もある） （下腿屈筋）腓腹筋，後脛骨筋，ヒラメ筋，膝窩筋，足底筋，長母指屈筋，長指屈筋
	内側足底神経	（母指球筋）母指外転筋，短母指屈筋 （小指球筋）短指屈筋 （中足筋）虫様筋の一部
	外側足底神経	（母指球筋）母指内転筋 （小指球筋）小指外転筋，短小指屈筋，小指対立筋，足底方形筋 （中足筋）虫様筋，底側骨間筋，背側骨間筋

B. 学力養成編

チェック欄	問　　題	正　　解
(1) 筋の付着部位に関する問題		
	問1. 烏口突起につく筋はなにか（3つ）？	上腕二頭筋短頭，烏口腕筋，小胸筋
	問2. 関節上結節につく筋はなにか？	上腕二頭筋長頭
	問3. 関節下結節につく筋はなにか？	上腕三頭筋長頭
	問4. 上腕骨大結節につく筋はなにか（3つ）？	棘上筋（上方），棘下筋（後上方），小円筋（後下方）
	問5. 上腕骨小結節につく筋はなにか？	肩甲下筋
	問6. 上腕骨大結節稜につく筋はなにか？	大胸筋
	問7. 上腕骨小結節稜につく筋はなにか（2つ）？．	広背筋，大円筋
	問8. 上腕骨内側上顆につく筋群はなにか？	前腕屈筋群 （8筋のうち，以下の5筋が付着） 　円回内筋上腕頭，橈側手根屈筋，長掌筋，尺側手根屈筋，浅指屈筋上腕尺骨頭
	問9. 上腕骨外側上顆につく筋群はなにか？	前腕伸筋群 （11筋のうち，以下の6筋が付着） 　長橈側手根伸筋，短橈側手根伸筋，指伸筋，小指伸筋，回外筋，尺側手根伸筋
	問10. 橈骨粗面につく筋はなにか？	上腕二頭筋
	問11. 尺骨粗面につく筋はなにか？	上腕筋
	問12. 肘頭につく筋はなにか？	上腕三頭筋
	問13. 浅指屈筋はどこに停止するか？	手の中節骨底（第2〜5指） 【解説】浅・深指屈筋は上肢の筋であり，長・短指屈筋は下肢の筋である。

チェック欄	問題	正解
	問 14. 深指屈筋はどこに停止するか？	手の末節骨底（第 2～5 指）
	問 15. 指伸筋はどこに停止するか？	手の中・末節骨底（第 2～5 指） 【解説】上肢の伸筋には「浅」も「深」もないが，下肢のばあいには屈筋と同様に長指伸筋と短指伸筋がある．
	問 16. 短指屈筋はどこに停止するか？	足の中節骨底（第 2～5 指） 【解説】浅指屈筋と短指屈筋は中節骨につき，深指屈筋と長指屈筋は末節骨につく．
	問 17. 長指屈筋はどこに停止するか？	足の末節骨底（第 2～5 指）
	問 18. 長指伸筋はどこに停止するか？	足の中・末節骨底（第 2～5 指）
	問 19. 短指伸筋はどこに停止するか？	3 腱に分かれて長指伸筋の腱に合わさる． 【解説】上肢の指伸筋，下肢の長指伸筋のいずれも，中・末節骨底につく．短指伸筋は長指伸筋の腱に合流する．
	問 20. 小転子につく筋はなにか？	腸腰筋
	問 21. 大転子につく筋はなにか（3 つ）？	中・小殿筋，梨状筋
	問 22. 転子窩につく筋はなにか（3 つ）？	内・外閉鎖筋，双子筋
	問 23. 粗線外側唇につく筋はなにか（2 つ）？	外側広筋，大腿二頭筋短頭
	問 24. 粗線内側唇につく筋はなにか（4 つ）？	内側広筋，長・短・大内転筋
	問 25. 大腿骨外側上顆につく筋はなにか（3 つ）？	腓腹筋外側頭，足底筋，膝窩筋
	問 26. 脛骨粗面につく靱帯はなにか？	膝蓋靱帯（大腿四頭筋）
	問 27. 腓骨頭につく筋はなにか（3 つ）？	大腿二頭筋(停止)，長腓骨筋(起始)，ヒラメ筋（起始）
	問 28. 上前腸骨棘につくものはなにか（筋 2 つ，靱帯 1 つ）？	大腿筋膜張筋，縫工筋，鼡径靱帯

チェック欄	問題	正解
	問 29. 下前腸骨棘につく筋はなにか？	大腿直筋
	問 30. 坐骨結節につく筋はなにか（6つ）？	大腿二頭筋長頭，半膜様筋，半腱様筋，大腿方形筋，下双子筋，大内転筋
	問 31. 手と足の母指の基節骨底につく筋はなにか（手，足ともに4つずつ）？	・手と足に共通する筋（3つ）：短母指屈筋，短母指伸筋，母指内転筋 ・手のみ（1つ）：短母指外転筋 ・足のみ（1つ）：母指外転筋
	問 32. 長母指外転筋はどこにつくか？	手の第1中手骨底 【解説】長母指外転筋は前腕伸筋群で，短母指外転筋は手の母指球筋の1つ．なお，母指外転筋は足の母指球筋の1つ．
	問 33. 母指の末節骨底につく筋はなにか（手，足ともに2つずつ）？	手足の長母指屈筋，長母指伸筋
	問 34. 中手筋と中足筋の停止で，共通している部位はどこか？	いずれも基節骨底に停止 【解説】手足の虫様筋，背側・掌側・底側の骨間筋などの全てに共通した停止．
	問 35. 咬筋の停止はなにか？	咬筋粗面 【解説】咬筋粗面は下顎角の外面であり，下顎角の内面は翼突筋粗面で内側翼突筋の停止となる．
	問 36. 側頭筋の停止はなにか？	筋突起
	問 37. 咀嚼筋の中で，蝶形骨から起こるものはなにか（2つ）？	内側・外側翼突筋 【解説】内側翼突筋は翼突窩から起こり，外側翼突筋は翼状突起外側板の外面と側頭下稜から起こる．

チェック欄	問題	正解
\(2\) 筋の作用に関する問題		
	問1. 体幹を前屈する筋はなにか（3つ）？	腹直筋，腸腰筋，大腿直筋
	問2. 下顎を挙上（閉口）する筋はなにか（3つ）？	咬筋，側頭筋，内側翼突筋
	問3. 下顎を前方に移動する筋はなにか？	外側翼突筋 【解説】この筋は下顎を前方に引くだけで，閉口はしない．
	問4. 下顎を後方移動する筋はなにか？	側頭筋
	問5. 舌骨が固定された状態での舌骨上筋の作用はなにか？	下顎の下制（開口）
	問6. 下顎が固定され，舌骨下筋群が弛緩した状態での舌骨上筋の作用はなにか？	舌骨の挙上（嚥下）
	問7. 胸鎖乳突筋の作用はなにか（3つ）？	両側が働けば： 　頭頸部の後屈 片側が働けば： 　頭部の回旋，側屈
	問8. 上腕を屈曲する筋はなにか（3つ）？	大胸筋，烏口腕筋，三角筋前部
	問9. 上腕を伸展する筋はなにか（3つ）？	三角筋後部，大円筋，広背筋
	問10. 上腕を内転する筋はなにか（4つ）？	大胸筋，大円筋，烏口腕筋，広背筋
	問11. 上腕を外転する筋はなにか（2つ）？	棘上筋，三角筋
	問12. 上腕を内旋する筋はなにか（5つ）？	大胸筋，大円筋，小円筋，肩甲下筋，広背筋
	問13. 上腕を外旋する筋はなにか（2つ）？	棘下筋，小円筋

チェック欄	問題	正解
	問 14. 前腕を屈曲する筋はなにか（4つ）？	上腕二頭筋，上腕筋，腕橈骨筋，円回内筋
	問 15. 前腕を回内する筋はなにか（3つ）？	円回内筋，方形回内筋，腕橈骨筋（回外位から回内する）
	問 16. 前腕を回外する筋はなにか（3つ）？	回外筋，上腕二頭筋・腕橈骨筋（回内位から回外する）
	問 17. 肩甲骨を前外方へ移動する筋はなにか？	前鋸筋
	問 18. 肩甲骨を前下方に移動する筋はなにか？	小胸筋
	問 19. 肩甲骨を外上方に回転する筋はなにか（2つ）？	前鋸筋下部，僧帽筋下部
	問 20. 肩甲骨を内上方に移動する筋はなにか（4つ）？	肩甲挙筋，大・小菱形筋，僧帽筋上部
	問 21. 大腿を屈曲する筋はなにか（6つ）？	腸腰筋，大腿直筋，縫工筋，大腿筋膜張筋，恥骨筋，薄筋
	問 22. 大腿を伸展する筋はなにか（4つ）？	大殿筋，大腿二頭筋長頭，半腱様筋，半膜様筋
	問 23. 大腿を内転する筋はなにか（6つ）？	恥骨筋，長・短・大内転筋，外閉鎖筋，薄筋
	問 24. 大腿を外転する筋はなにか（3つ）？	中・小殿筋，縫工筋
	問 25. 大腿を外旋する筋はなにか（6つ）？	大腿方形筋，梨状筋，双子筋，縫工筋，内・外閉鎖筋
	問 26. 下腿を屈曲する筋はなにか（7つ）？	大腿二頭筋長頭，大腿二頭筋短頭，半腱様筋，半膜様筋，縫工筋，薄筋，膝窩筋
	問 27. 下腿を伸展する筋はなにか（2つ）？	大腿四頭筋，大腿筋膜張筋

チェック欄	問題	正解
	問 28. 下腿を内旋する筋はなにか（5つ）？	縫工筋，半腱様筋，薄筋，半膜様筋，膝窩筋 【解説】脛骨の内側上顆付近に停止する4筋．
	問 29. 下腿を外旋する筋はなにか？	大腿二頭筋 【解説】この筋は腓骨頭，つまり下腿上部の外側に停止する筋である．
	問 30. 足を背屈する筋はなにか（4つ）？	前脛骨筋，長母指伸筋，長指伸筋，第3腓骨筋
	問 31. 足を底屈する筋はなにか（7つ）？	下腿三頭筋，後脛骨筋，長指屈筋，長母指屈筋，長・短腓骨筋，足底筋
	問 32. 足を内反する筋はなにか（4つ）？	前脛骨筋，後脛骨筋，長指屈筋，長母指屈筋
	問 33. 足を外反する筋はなにか（3つ）？	長・短腓骨筋，第3腓骨筋
	問 34. 吸息の補助筋はなにか（6つ）？	斜角筋群，肋骨挙筋，上後鋸筋，大・小胸筋，胸鎖乳突筋
	問 35. 呼息の補助筋はなにか（3つ）？	肋下筋，胸横筋，下後鋸筋
	問 36. 手の虫様筋の作用はなにか？	第2〜5指の基節を屈曲し，中・末節を伸展する． 【解説】これは足の虫様筋も同じ．
	問 37. 掌側骨間筋の作用はなにか？	第2，4，5指を，第3指に近づける． 【解説】指の間を狭める作用で，足の底側骨間筋も同じ．
	問 38. 手の背側骨間筋の作用はなにか？	第2，4，5指を第3指から遠ざける． 【解説】第3指と他の指の間を拡げる作用で，これは足の背側骨間筋と同じ．

(3) 筋の支配神経に関する問題

チェック欄	問題	正解
	問 1. 咀嚼筋の支配神経はなにか？	下顎神経
	問 2. 胸鎖乳突筋と僧帽筋の支配神経はなにか？	副神経，頚神経 【解説】これの神経の二重支配を受ける．
	問 3. 前腹筋と側腹筋に共通した支配神経はなにか（2つ）？	肋間神経，腸骨下腹神経
	問 4. 腰方形筋の支配神経はなにか？	腰神経叢の枝
	問 5. 長胸神経（腕神経叢）の支配する筋はなにか？	前鋸筋
	問 6. 広背筋の支配神経はなにか？	胸背神経
	問 7. 肩甲背神経（腕神経叢）の支配する筋はなにか（3つ）？	肩甲挙筋，大・小菱形筋
	問 8. 大・小胸筋の支配神経はなにか（2つ）？	内側・外側胸筋神経
	問 9. 上・下後鋸筋の支配神経はなにか？	肋間神経
	問 10. 腋窩神経（腕神経叢）の支配する筋はなにか（2つ）？	三角筋，小円筋
	問 11. 棘上筋，棘下筋の支配神経はなにか？	肩甲上神経
	問 12. 肩甲下筋，大円筋の支配神経はなにか？	肩甲下神経
	問 13. 筋皮神経の支配する筋はなにか（3つ）？	烏口腕筋，上腕筋，上腕二頭筋
	問 14. 上腕および前腕の伸筋を支配する神経はなにか？	橈骨神経
	問 15. 前腕屈筋群のうち，正中神経が支配しないものはなにか？	尺側手根屈筋，深指屈筋の尺側半 【解説】前腕屈筋の8筋中2筋は，尺骨神経支配．

チェック欄	問題	正解
	問16. 大腿神経の支配する筋はなにか（5つ）？	腸腰筋，縫工筋，恥骨筋，大腿四頭筋，膝関節筋
	問17. 閉鎖神経の支配する筋はなにか（5つ）？	長・短・大内転筋，薄筋，外閉鎖筋
	問18. 大殿筋の支配神経はなにか？	下殿神経
	問19. 上殿神経の支配する筋はなにか（3つ）？	中・小殿筋，大腿筋膜張筋
	問20. 梨状筋，内閉鎖筋，双子筋，大腿方形筋の支配神経はなにか？	仙骨神経叢の枝
	問21. 坐骨神経脛骨神経部と脛骨神経はどのような筋を支配するか（10個）？	大腿二頭筋長頭，半腱様筋，半膜様筋，下腿屈筋（【解説】を参照）の全て 【解説】下腿屈筋には，腓腹筋，ヒラメ筋，足底筋，膝窩筋，後脛骨筋，長指屈筋，長母指屈筋などがある．
	問22. 大腿二頭筋短頭の支配神経はなにか？	総腓骨神経
	問23. 浅腓骨神経の支配する筋はなにか（2つ）？	長・短腓骨筋
	問24. 深腓骨神経の支配する下腿の筋はなにか（4つ）？	前脛骨筋，長母指伸筋，長指伸筋，第3腓骨筋
	問25. 横隔膜の支配神経はなにか？	横隔神経
	問26. 手と足の母指球筋にはどのような筋があるか（手4つ，足3つ）？	・手の母指球筋（4つ） 短母指屈筋，母指対立筋，母指内転筋，短母指外転筋 ・足の母指球筋（3つ） 短母指屈筋，母指内転筋，母指外転筋 【解説】アンダーライン部は手足に共通な筋の名称．

3. 筋系

チェック欄	問題	正解
	問27. 手と足の小指球筋にはどのような筋があるか（手4つ，足3つ）？	・手の小指球筋（4つ） 小指外転筋，短小指屈筋，小指対立筋，短掌筋 ・足の小指球筋（3つ） 小指外転筋，短小指屈筋，小指対立筋 【解説】アンダーライン部は手足に共通な筋の名称．
	問28. 中手筋および中足筋にはどのような筋があるか（手3つ，足5つ）？	中手筋：虫様筋，掌側・背側骨間筋 中足筋：虫様筋，底側・背側骨間筋，短指屈筋，足底方形筋 【解説】アンダーライン部は手足に共通な筋の名称．
	問29. 手の母指球筋のうち，正中神経支配のものはどれか？	短母指外転筋，短母指屈筋浅頭，母指対立筋 【解説】短母指屈筋深頭，母指内転筋は尺骨神経支配．
	問30. 手の小指球筋の支配神経はなにか？	全て尺骨神経支配
	問31. 中手筋の支配神経はなにか？	中手筋の多く（掌側・背側骨間筋と第3・4虫様筋）は，尺骨神経支配． 【解説】虫様筋の中でも，第1，2は正中神経支配，第3は正中・尺骨神経の二重支配．
	問32. 手の筋で正中神経によって支配されるものはなにか（6つ）？ （問29〜31のまとめ）	母指球筋：短母指外転筋，短母指屈筋浅頭，母指対立筋 中手筋：第1・2・3虫様筋 【解説】これ以外の手の筋は，全て尺骨神経支配．

チェック欄	問題	正解
	問33. 脛骨神経は足底に至って，どのような枝に分かれるか？	内側・外側足底神経
	問34. 足の母指球筋のうち，内側足底神経によって支配されるものはなにか（2つ）？	母指外転筋，短母指屈筋 【解説】母指内転筋は外側足底神経支配．
	問35. 足の小指球筋の支配神経はなにか？	全て外側足底神経
	問36. 中足筋のうち，内側足底神経によって支配されるものはなにか（3つ）？	短指屈筋，第1・2虫様筋 【解説】足底方形筋，第3・4虫様筋，底側・背側骨間筋は外側足底神経支配．
	問37. 足の筋で内側足底神経によって支配されるものはなにか（5つ）？（問34～36のまとめ）	母指球筋：母指外転筋，短母指屈筋 中足筋：短指屈筋，第1・2虫様筋 【解説】これ以外の足の筋は，全て外側足底神経支配．
(4) 筋に関するその他の問題		
	問1. 頸動脈三角を構成する筋はなにか（3つ）？	胸鎖乳突筋，肩甲舌骨筋，顎二腹筋後腹
	問2. 頸動脈三角に存在するものはなにか（3つ）？	総頸動脈，内頸静脈，迷走神経
	問3. 腹式の通常呼吸で働く筋はなにか？	横隔膜
	問4. 胸式の通常呼吸で働く筋はなにか？	外肋間筋 【解説】通常呼吸では，吸息は外肋間筋の働きによってのみ行われ，呼息は受動的に行われる．そのため，通常呼吸には内肋間筋や他の呼吸の補助筋も作用しない．
	問5. 横隔膜の食道裂孔を通過するものはなにか（2つ）？	食道，迷走神経

3. 筋 系

チェック欄	問　題	正　解
	問6. 回旋腱板（ローターカフ）を構成する筋はなにか（4つ）？	棘上筋，棘下筋，小円筋，肩甲下筋
	問7. 三角筋と大胸筋の間の溝に存在するものはなにか？	橈側皮静脈 【解説】三角筋胸筋溝といい，橈側皮静脈はそこをとおる途中で皮下に入り，腋窩静脈に合流する．
	問8. 大腿三角（スカルパ三角）を構成するものはなにか（3つ）？	鼡径靱帯，長内転筋，縫工筋
	問9. 大腿三角に存在するものはなにか（3つ）？	大腿動・静脈，大腿神経
	問10. 鵞足を構成する筋はなにか（3つ）？	縫工筋，薄筋，半腱様筋
	問11. 筋裂孔をとおるものはなにか（2つ）？	腸腰筋，大腿神経
	問12. 梨状筋上孔をとおるものはなにか（3つ）？	上殿動・静脈，上殿神経
	問13. 梨状筋下孔をとおるものはなにか（8つ）？	坐骨神経，下殿動・静脈，下殿神経，内陰部動・静脈，陰部神経
	問14. 手根の屈筋支帯が付着する骨はなにか（4つ）？	近位：舟状骨，豆状骨 遠位：大菱形骨，有鈎骨
	問15. 手根管内をとおる神経はなにか？	正中神経
	問16. 浅鼡径輪を構成する筋はなにか？	外腹斜筋
	問17. 精巣挙筋と関連性のある側腹筋はなにか？	内腹斜筋
	問18. 鼡径管をとおるものはなにか？	男性＝精索，女性＝子宮円索 【解説】精索には，精管，精巣動・静脈，精巣挙筋が含まれる．
	問19. 斜角筋隙をとおるものはなにか（2つ）？	腕神経叢，鎖骨下動脈

4. 内臓系

A. ポイントマスター編

(1) 内臓系の特徴（重要）

		それぞれの特徴をもつ器官	備考
中空性器官	消化器系	消化管（食道～直腸），胆嚢	管状の構造の器官や，内腔をもつ器官のこと．
	呼吸器系	気管，気管支	
	泌尿・生殖器系	尿管，膀胱，尿道，精管，卵管，子宮，腟	
実質性器官	消化器系	唾液腺，肝臓，膵臓	肝臓や膵臓を含め，腺器官は基本的に細胞が密に集まっているため，実質性器官となる．胸腺もこれに含まれる．
	泌尿器系生殖器系	腎臓，精巣，精嚢，前立腺，卵巣，尿道球腺（カウパー腺），大前庭腺（バルトリン腺）	
	内分泌腺	下垂体，松果体，甲状腺，上皮小体，副腎，（上記と重複するものとして，膵臓，精巣，卵巣）	
皮質・髄質に区分される器官		腎臓，副腎，卵巣，胸腺，リンパ節，大脳・小脳（皮質：灰白質，髄質：白質）	
腹膜後器官		十二指腸，膵臓，腎臓，副腎，尿管	
間膜をもつ器官	消化器系	胃，肝臓，空腸，回腸，横行結腸，S状結腸	
	生殖器系	子宮，卵巣，卵管	
縦隔の範囲と存在する器官		縦隔の範囲 　　縦隔の前壁：胸骨，　　縦隔の後壁：脊柱， 　　縦隔の下壁：横隔膜， 　　縦隔の左右壁：左右両肺の壁側胸膜（縦隔胸膜） 縦隔内の器官：心臓，大血管，胸腺，気管，気管支，横隔神経，食道，迷走神経，奇静脈系，胸管，交感神経幹	

(2) 口腔の主な構造①

器官	主な構造	説明
口（体表）	人　中	鼻と上唇の間で，正中にある溝．（じんちゅう）
	唇　紅	口唇の皮膚と口腔粘膜の移行部で赤い部分．
	鼻唇溝	頬と上唇との間の溝．
口　腔	上唇小帯 下唇小帯	上・下唇の正中内面の粘膜と，歯ぐきの歯槽粘膜との間に張るヒダ．
	口腔前庭	口唇（前方）や頬（側方）と，歯列との間の間隙．
	固有口腔	歯列から口峡までの空隙で，口峡は咽頭との境をなす．
	硬口蓋	口蓋の広い範囲を占める部分で，その中には上顎骨口蓋突起（前方）と口蓋骨水平板（後方）が存在する．
	軟口蓋	硬口蓋の後方で，口蓋の一部をつくる．
	扁桃窩	口腔後方の側壁にある口蓋舌弓（前方）と口蓋咽頭弓（後方）という2枚のヒダの間にできるくぼみ．ここに口蓋扁桃が位置する．
歯	永久歯	左右・上下顎には，それぞれ切歯2本，犬歯1本，小臼歯2本，大臼歯3本ずつあるので，全部で32本． 第1大臼歯＝6才臼歯，第2大臼歯＝12才臼歯，第3大臼歯＝智歯（親知らず）
	乳　歯	左右・上下顎には，それぞれ切歯2本，犬歯1本，臼歯2本ずつあるので，全部で20本．

(3) 口腔の主な構造②

器官	主な構造	説明
歯	歯の構造	歯の基本は象牙質であり，歯冠象牙質を覆うのがエナメル質で，歯根象牙質を覆うのがセメント質である．象牙質の深部には神経，血管を含む歯髄が存在する．無機質含有率はエナメル質だけが98％（最も硬い）で，象牙質，セメント質は60～70％であり，これは骨と同様である．
舌		先端部＝舌尖，上の面＝舌背，下の面＝舌下面という． 舌は分界溝により，舌体（前方2/3）と舌根（後方1/3）に区分される． 舌背には4種類の舌乳頭が存在し，舌下面の正中部には，口腔底との間に舌小帯が存在する．
	舌乳頭	糸状乳頭，茸状乳頭，葉状乳頭，有郭乳頭の4種類がある．
	糸状乳頭	舌乳頭の中で，表面が角質化し，味蕾をもたないのはこの乳頭のみ．
	茸状乳頭	舌体全体を覆う糸状乳頭の間に散在する．（表面は非角質化，味蕾あり）
	葉状乳頭	舌背外側縁に位置するが，ヒトでは退化的．（表面は非角質化，味蕾あり）
	有郭乳頭	分界溝の前に存在し，乳頭を取り巻く溝がある．その溝にエブネル腺が開口する．（表面は非角質化，味蕾あり）
	舌扁桃	舌根全体に広がるリンパ性組織．
	舌筋（内舌筋，外舌筋）	舌の運動を司る筋．舌内部にのみ位置する内舌筋と，舌の外から舌内に入る外舌筋があるが，いずれも舌下神経によって支配される．

（4）口腔の主な構造③

器官	主な構造	説明
舌	舌体の神経支配	知覚＝舌神経（下顎神経の枝），味覚＝鼓索神経（顔面神経の枝）
	舌根の神経支配	知覚＝舌咽神経・迷走神経，味覚＝舌咽神経（有郭乳頭付近）
唾液腺		大唾液腺と小唾液腺からなり，大唾液腺は被膜に覆われ，独立した器官と見なされる．小唾液腺は被膜に覆われず，粘膜下の結合組織中に組織として存在する． 大唾液腺：顎下腺，舌下腺（大舌下腺＋小舌下腺），耳下腺 小唾液腺：口唇腺，頬腺，臼歯腺，前舌腺，後舌腺，エブネル腺

器官	主な構造	分泌物の性状	開口部
唾液腺	顎下腺	粘・漿混合	舌下小丘
	大舌下腺	粘・漿混合	舌下小丘
	小舌下腺	粘・漿混合	舌下ヒダ
	耳下腺	純漿液	耳下腺管を介して，上顎第2大臼歯に面する口腔前庭（耳下腺乳頭）に開口
	支配神経	顎下腺・舌下腺：顔面神経，耳下腺：舌咽神経	

(5) 咽頭・食道の主な構造

器官	主な構造	説　　明
咽頭		咽頭は鼻部，口部，喉頭部からなる．鼻部の天井（咽頭円蓋）は頭蓋底につき，下端は第6頸椎の高さで，輪状軟骨下縁の高さに相当する．喉頭部は舌骨から輪状軟骨下縁の位置に相当する． 鼻部，口部，喉頭部の前方は，それぞれ後鼻孔，口峡，喉頭口がある．
	耳管咽頭口	下鼻道の後方に相当する咽頭鼻部の側壁には，鼓室から続く耳管が開口する．
	リンパ咽頭輪	ワルダイエルの咽頭輪ともいい，咽頭扁桃，耳管扁桃，口蓋扁桃，舌扁桃からなる． これらの中で咽頭扁桃のみが対をなさない．
食道		長さ約25 cmの中空性器官で，頸部，胸部，腹部に分かれ，脊柱のすぐ前を下行する． 頸部：輪状軟骨下縁（第6頸椎）の高さから始まる．気管と食道の間を反回神経が上行する． 胸部：上方は気管（前方）と胸大動脈（後方）の間を下行する．気管分岐部より下方では，左心房（前方）と胸大動脈（後方）の間を下行する． 腹部：第10胸椎の高さで横隔膜の食道裂孔を貫通し，第11胸椎（10～12胸椎）の高さで噴門に移行する．
	食道の生理的狭窄部	・食道の起始部（第6頸椎の高さ） ・気管分岐部または大動脈弓起始部（第4・5胸椎の高さ） ・横隔膜貫通部（第10胸椎の高さ）
	食道の上皮	重層扁平上皮
	食道の筋層	上方1/3：横紋筋 中央1/3：横紋筋，平滑筋（混在） 下方1/3：平滑筋

(6) 胃の主な構造

器官	主な構造	説明
胃		食道に続く噴門, 胃体, 幽門からなり, 幽門はさらに幽門洞と幽門管からなる. 胃体の噴門につづく大弯側で, 上方に突出した円蓋状の部分を胃底という. 前壁・後壁を覆う腹膜は小弯, 大弯では合して, それぞれ小網, 大網となる. 噴門, 幽門は, それぞれ第11胸椎, 第1腰椎の高さに相当する.
	角切痕	小弯と幽門洞の間のくびれた部分.
	胃小窩	粘膜表面に存在する無数の胃底腺の開口部.
	胃の上皮	単層円柱上皮
	固有胃腺（胃底腺）	細胞 / 分泌物 主細胞 / ペプシノーゲン 旁細胞（壁細胞）/ 塩酸 副細胞 / 粘液
	筋層	3層：内斜筋層, 中輪筋層, 外縦筋層 （内斜筋層は, 噴門・胃底に存在する）
	幽門括約筋	胃体の中輪筋層が発達したもの.

(7) 小腸の主な構造①

器官	主な構造	説明
小腸全般		小腸の中でも腸間膜をもつか否かということから、十二指腸と腸間膜小腸に区分される。後者はさらに空腸と回腸に分類される。 十二指腸：腹膜後器官　　空腸・回腸：間膜（腸間膜）をもつ器官 十二指腸、空腸、回腸のいずれにも輪状ヒダと腸絨毛が存在する。しかし、それらの密度や大きさは回腸に向かうにしたがって減少する。
	上皮	単層円柱上皮
	筋層	平滑筋，内輪筋層・外縦筋層
十二指腸		上部→下行部→水平部→上行部に区分される。
	十二指腸縦ヒダ	下行部の後内側壁にある縦方向に走るヒダ。
	大十二指腸乳頭	下行部にある主膵管と総胆管の開口部。 小十二指腸乳頭（副膵管の開口部）が見られることもある。
	オッディの括約筋	大十二指腸乳頭内にある発達した平滑筋で、胆汁と膵液の放出を調節する。
	水平部の位置	第3腰椎の高さで上腸間膜動・静脈（前方）と、下大静脈・腹大動脈（後方）の間に位置する。
	トライツ靱帯	十二指腸提筋のことで、十二指腸空腸曲（上行部と空腸の間）を固定している。
	ブルンネル腺	十二指腸腺のことで、粘液腺。
空腸・回腸		間膜（腸間膜）をもつ器官で、腸間膜根で後腹壁に付着する。腸間膜根は第2腰椎の左側から右方向に15cmほどの長さをもつ。空腸は腹腔の左上部に位置し、回腸は右下部に存在する。
	輪状ヒダ	粘膜ヒダで、空腸で発達している。
	腸絨毛	輪状ヒダ表面にある無数の小突起で、空腸で発達している。
	パイエル板	集合リンパ小節のことで、回腸に多く存在する。
	リーベルキューン腺	腸絨毛基部のくぼみ（腸陰窩）にできた腸腺。

(8) 小腸の主な構造②

器官	主な構造	説明
空腸・回腸	マイスナーの粘膜下神経叢	粘膜下神経叢のことで，交感神経・副交感神経の両者が含まれる．腸管の運動を調節する．
	アウエルバッハの筋層間神経叢	内輪・外縦筋層の間に存在する筋層間神経叢のことで，交感神経・副交感神経の両者を含む．腸管の運動を制御する．

(9) 大腸の主な構造

器官	主な構造	説明
大腸全般		大腸は盲腸，結腸，直腸からなり，結腸は上行結腸，横行結腸，下行結腸，S状結腸に区分される．
		上皮＝単層円柱上皮 筋層＝輪走筋のみ．（外縦走筋はほぼ消失し，結腸ヒモの部分のみ残る．）
盲腸	バウヒン弁	回盲弁のことで，回腸の先端部が盲腸内に入り込み，その部分が内容物の逆流防止の弁となる．
結腸	結腸ヒモ	縦走筋が3箇所で束になったもので，大網ヒモ，間膜ヒモ，自由ヒモがある．
	結腸半月ヒダ	内腔に突出したヒダで，ヒダとヒダの間は結腸が膨らんで結腸膨起を形成する．
	腹膜垂	横行結腸の大網ヒモと自由ヒモの面に多く見られるもので，脂肪組織を容れる袋状の構造物．
直腸		直腸膨大部とそれにつづく肛門管からなる．結腸ヒモはなく，腹膜垂や結腸膨起もない．
	直腸横ヒダ	直腸膨大部の内腔にある不完全な横ヒダ．
	痔帯（痔輪）	肛門管下端部の輪状の隆起．
	痔核	粘膜下に見られる静脈瘤による結節状隆起．
	内肛門括約筋	平滑筋（不随意筋），直腸の内輪筋層が発達したもの
	外肛門括約筋	横紋筋（随意筋）

(10) 肝臓の主な構造①

器官	主な構造	説明
肝臓	肝鎌状間膜	肝臓を覆う腹膜が横隔面の正中やや右側で前方に伸び出して，前腹壁の腹膜との間で張られている間膜．これによって右葉と左葉に分けられる．
	無漿膜野	肝臓後部の腹膜に覆われない部位で，ここは横隔膜と直接接する．
	圧痕	臓側面（下面）には，他の器官と接することによって以下のような圧痕がある． 右葉：結腸圧痕，腎圧痕，十二指腸圧痕 左葉：胃圧痕，食道圧痕
	胆嚢窩	肝臓下面にあるH型の溝のうち，右側前方の部分．そこに胆嚢が位置する．
	大静脈溝	肝臓下面にあるH型の溝のうち，右側後方の部分．そこに下大静脈が位置する．
	肝円索裂	肝臓下面にあるH型の溝のうち，左側前方の部分．そこに肝円索が位置する．
	静脈管索裂	肝臓下面にあるH型の溝のうち，左側後方の部分．そこに静脈管索が位置する．
	カントリー線	胆嚢窩と大静脈溝を結んだ線で，機能的な左・右葉を分ける線．
	肝小葉	肝臓の機能的な最小の単位．

(11) 肝門付近の構造（模式図）

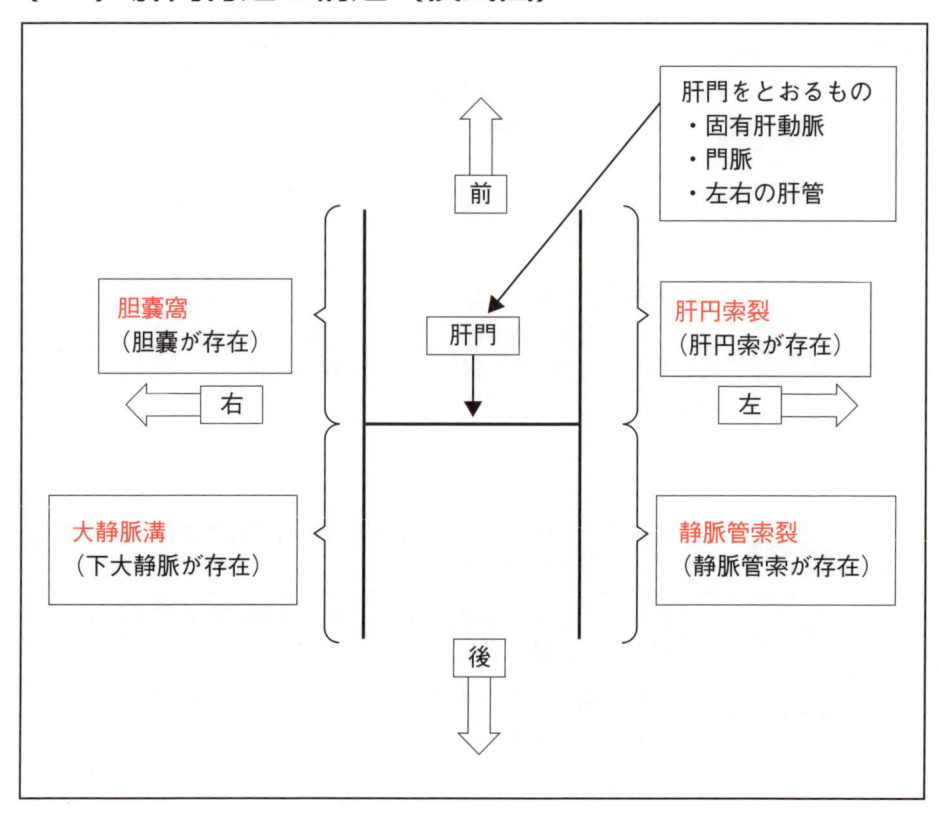

肝門をとおるもの
・固有肝動脈
・門脈
・左右の肝管

前

胆嚢窩
（胆嚢が存在）

肝円索裂
（肝円索が存在）

肝門

右　　左

大静脈溝
（下大静脈が存在）

静脈管索裂
（静脈管索が存在）

後

(12) 肝臓の主な構造②

器官	主な構造	説明
肝臓	類洞	肝小葉の肝細胞索の間を流れる有窓性の血管で，洞様毛細血管ともいう．
	肝三つ組み	小葉間動脈（固有肝動脈由来），小葉間静脈（門脈由来），小葉間胆管を合わせたもので，肝小葉の隅角部に存在する．小葉間動脈には動脈血が流れ，小葉間静脈には静脈血が流れる．この2つが合流して，肝小葉内の類洞に注ぐ．
	グリソン鞘	肝三つ組みを束ねる結合組織の鞘で，血管周囲線維鞘ともいう．肝小葉の隅角部に位置する．
	中心静脈	肝小葉の中心にある血管で，多くの類洞の血液がここに集まる．中心静脈が肝小葉を出ると小葉下静脈に注ぎ，それが多くの肝小葉からの静脈を集めながら太さを増していく．最終的に肝静脈となって肝臓を去り，下大静脈に注ぐ．
	クッパー細胞	類洞壁に存在する旺盛な貪食機能をもつ細胞．同様な機能をもつ細胞は，マクロファージや肺胞の塵埃細胞．
	ディッセ腔	類洞周囲腔ともいい，類洞と肝細胞の隙間のこと．
	伊東細胞	類洞に存在する細胞で，類洞周囲脂肪細胞ともいう．

(13) 胆嚢の主な構造

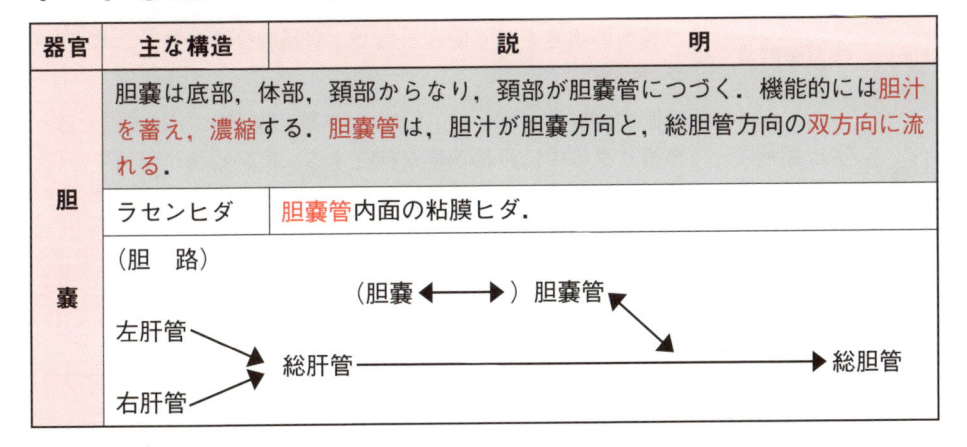

器官	主な構造	説明
胆嚢		胆嚢は底部，体部，頚部からなり，頚部が胆嚢管につづく．機能的には胆汁を蓄え，濃縮する．胆嚢管は，胆汁が胆嚢方向と，総胆管方向の双方向に流れる．
	ラセンヒダ	胆嚢管内面の粘膜ヒダ．
	（胆路）	左肝管 →　総肝管 ――→ 総胆管 右肝管 ↗ （胆嚢 ←→）胆嚢管 ↗

(14) 鼻腔・喉頭の主な構造

器官	主な構造	説明
鼻腔	鼻中隔の構成	上方：篩骨垂直板，後下方：鋤骨，前下方：鼻中隔軟骨
	鼻甲介の構成	上・中鼻甲介：篩骨の一部分，下鼻甲介（独立した骨）
	鼻腔の上壁	篩骨篩板で，その小孔を嗅神経がとおる．
	鼻腔の下壁	口蓋に相当し，これは上顎骨口蓋突起（前方）と口蓋骨水平板（後方）で構成される．
副鼻腔	前頭洞，篩骨洞，上顎洞，蝶形骨洞からなる．	
	前頭洞	中鼻道に開口．
	篩骨洞	篩骨蜂巣からなり，前方・中央部は中鼻道に開口し，後方部は上鼻道に開口する．
	上顎洞	副鼻腔の中で最大の容積をもつ．中鼻道に開口する．
	蝶形骨洞	鼻腔後上部（上鼻道）に開口する．（副鼻腔の中で，これだけが中鼻道に開口せず）
喉頭	舌骨の高さから輪状軟骨の下端まで（第4～6頚椎の高さ）に相当する．下地は喉頭軟骨で構成される． 喉頭軟骨は甲状軟骨，輪状軟骨，披裂軟骨，喉頭蓋軟骨からなる．	
	喉頭隆起	甲状軟骨の左板・右板が合する正中部で突出した部分．
	披裂軟骨	喉頭軟骨の中で，これだけが左右1対ある． 披裂軟骨―甲状軟骨間に声帯靱帯がつく．
	喉頭蓋軟骨	気管への誤嚥を防ぐ働きをもつ．喉頭軟骨の中で，これだけが弾性軟骨である．
	室ヒダ・声帯ヒダ	喉頭の側壁から室ヒダ（上方）と声帯ヒダ（下方）が突出する．声帯ヒダの中に声帯靱帯が存在する．声帯靱帯が付着するのは，甲状軟骨と披裂軟骨．室ヒダと声帯ヒダの間のくぼみを喉頭室という．左右の声帯ヒダの間の隙間を声門裂という．
	声帯筋（喉頭筋）	後輪状披裂筋（声帯を開く），外側輪状披裂筋（声帯を閉じる）があり，これらは迷走神経の枝の反回神経によって支配される．

(15) 気管・肺の主な構造

器官	主な構造	説明
気管・気管支		気管は第6頸椎の高さで，輪状軟骨下縁から始まり，第4胸椎の高さで左右の気管支に分岐する．
	気管軟骨	C字型をした軟骨が上下方向に並び，それらは輪状靱帯で結ばれている．
	膜性壁	気管の後方部で，軟骨を欠いている部位を膜性壁という．そこには水平方向に走向する平滑筋が存在する．
	気管支	左気管支に比べて，右気管支は太くて短く，垂直方向に近い方向に分岐する．（誤嚥した異物は右気管支に入りやすい） 左気管支は大動脈弓の下をとおる．
肺		左右の両肺に斜裂があり，右肺にのみ水平裂が存在する．そのため，右肺は3葉（上葉，中葉，下葉）で左肺は2葉（上葉，下葉）となる．肺を覆う膜は表層の壁側胸膜と深層の臓側胸膜（＝肺胸膜）からなり，それらの膜の間は胸膜腔といい漿液によって満たされている．また，それらの膜は肺門で折れ返って，互いに移行する．心圧痕は左右の肺にある．胸膜，心膜，腹膜は中皮に属する．
	肺尖	肺の頂部で，鎖骨より2～3cm上方に位置する．
	肺胞壁の細胞	扁平肺胞上皮細胞（ガス交換に関与），大肺胞細胞（界面活性物質の分泌？），塵埃細胞（貪食機能）の3種類がある．
	呼吸器の上皮	多列線毛上皮（呼吸器全般の特徴）
	肺の機能血管	肺動脈・静脈
	肺の栄養血管	気管支動脈・静脈

(16) 腎臓の主な構造①

器官	主な構造	説明
腎臓		・腎臓は第11胸椎～第3腰椎の高さにあり，腹膜より後方で，脊柱の左右に対をなして存在する． ・右腎は，下方に突出する肝臓の右葉（腎圧痕）との関係で，左腎に比べ1椎体分または椎体半分だけ低位にある． ・腎臓の内側は大腰筋と接し，後方は横隔膜の腰椎部や腰方形筋と接する． ・腎臓全体は線維被膜で覆われ，さらにその表面は副腎とともに脂肪被膜で包まれる．また，脂肪被膜中には副腎とともに覆う腎筋膜（ゲロータ筋膜）が存在する． ・皮質（表層の約1/3）と，髄質（深層の約2/3）に分けられる．
	腎門	腎門には，前方から腎静脈，腎動脈，尿管の順で，それらの管が出入りする．
	腎錐体	これが10数個集まって髄質をつくる．腎錐体の先端部を腎乳頭といい，これは腎杯に包まれる．いくつもの腎杯が集合して腎盤（または腎盂）を形成し，そこから尿管が始まる．
	腎葉	腎錐体の周囲には皮質が伸び出し，その部分を腎柱という．1つの腎錐体とそれを取り囲む腎柱を合わせて，腎葉という．

(17) 腎臓の主な構造②

器官	主な構造	説　　　　　明
腎臓	マルピギー小体	糸球体とそれを包むボーマン嚢（糸球体嚢）のことで，これは皮質にのみ存在する．
	ボーマン嚢	内葉と外葉の2重の袋状構造からなり，ボーマン嚢には血管極と尿管極がある． 内・外葉は輸入・輸出細動脈が出入りする血管極で折れ返って移行し，反対側の尿管極では内葉は袋状をなすが，外葉は近位曲尿細管に移行する．
	タコ足細胞	マルピギー小体の内葉を構成する細胞で，糸球体の血管を覆っているので被蓋細胞ともいう．血液は糸球体の血管壁の細胞とタコ足細胞の2重の膜で濾過されることになり，そこで生産された原尿は内葉と外葉の間の隙間をとおり，尿管極へ向かう．
	ネフロン	腎単位のことで，1つのマルピギー小体とそれに続く尿細管のことを示す．
	尿細管	ボーマン嚢に近い方から， 近位曲尿細管→直尿細管→ヘンレのワナ（下行脚→上行脚）→遠位曲尿細管 までが尿細管である．（集合管は含まれない）ヘンレのワナは髄質にのみ存在する．
	集合管	いくつもの遠位曲尿細管が注ぎ込むのが集合管であり，集合管以降の尿路は， （遠位曲尿細管→）集合管→腎乳頭で乳頭管となる→腎杯→腎盤→尿管 となる．乳頭管の腎杯への開口部を乳頭孔という．
	糸球体旁細胞	糸球体の血管極に近い輸入細動脈の血管壁の細胞が特殊化したもので，レニン（血圧上昇に関与）を分泌する．
	緻密斑	ボーマン嚢の血管極付近では，遠位曲尿細管が輸入・輸出細動脈と接する．その部位では，遠位曲尿細管壁の細胞は背丈が高くなり，特殊化して緻密斑を形成する．

(18) 腎臓の主な構造③

器官	主な構造	説　　　明
腎臓	腎動脈と腎静脈	左右とも腎静脈が，腎動脈の前を走行する． 腹大動脈が脊柱のやや左側，下大静脈が僅かに右側をとおるため，腎動脈は右側の方がやや長く，反対に腎静脈は左側の方が明らかに長い．
	腎臓内の血管	・腎門から入る腎動脈は前枝と後枝に分かれる． ・前枝・後枝は，約5本の区域動脈（前方：4枝，後方1枝）に分枝する． ・区域動脈は葉間動脈となって腎錐体間（腎柱内）を皮質側に進む． ・葉間動脈は，髄質と皮質の間を進む弓状動脈を出す． ・弓状動脈から皮質側と髄質側に向けて小葉間動脈が分枝される． ・皮質側に伸びるそれぞれの小葉間動脈から，いくつもの輸入細動脈が出て，これがマルピギー小体内で糸球体を形成する毛細血管となる． ・糸球体を去るのは輸出細動脈で，再度毛細血管となり尿細管を養い，その後これは小葉間静脈となる． ・小葉間静脈→弓状静脈→葉間静脈→腎静脈となる． （葉間動脈（静脈）・弓状動脈（静脈）は，腎臓に特異的な血管である）

(19) 尿管・膀胱の主な構造

器官	主な構造	説明
尿管	尿管の経過	大腰筋の前を下行 → 精巣動脈（卵巣動脈）の後ろを下行 → →小骨盤口で，総腸骨動・静脈の前を下行 → →小骨盤に至り → 精管の下をとおる → 膀胱底の後壁を貫く
	尿管の狭窄部	・腎盤―尿管移行部 ・総腸骨動・静脈との交差部（尿管がそれら血管の前を横切る） ・膀胱壁の貫通部（最も狭窄が強い）
	上　皮	移行上皮（腎杯，腎盤も同様）
	筋　層	平滑筋で，内縦筋層，外輪筋層（消化管と逆）からなる．蠕動運動で尿を膀胱へ送る．
膀胱	尿管口	膀胱後壁への尿管の開口部（左右1対）．
	内尿道口	膀胱底の前下部にある尿道へつづく孔．
	膀胱三角	左右の尿管口と内尿道口に囲まれた部位． 膀胱は中が空であればヒダが多く現れ，尿で満たされていれば内面は平滑となる．しかし，膀胱三角の粘膜表面は常に平滑である．
	上　皮	移行上皮
	筋　層	内縦筋層，中輪筋層，外縦筋層があり，内・外縦筋層は前壁と後壁で発達する．（3層の筋層のパターンは子宮と同じ）
	膀胱括約筋	中輪筋層が内尿道口付近で発達して形成されたもので，平滑筋である．

(20) 尿道の主な構造

器官	主な構造	説明
尿道	男性の尿道の区分	壁内部→前立腺部→隔膜部→海綿体部
	壁内部	膀胱壁を貫く部位.
	前立腺部	後壁に精丘があり，そこに左右の射精管が開口する．その両側に前立腺管が開口.
	隔膜部	尿生殖隔膜を貫く部位で,尿道の各部の中では最も短い．ここに尿道括約筋（横紋筋）と，男性では尿道球腺（左右1対，カウパー腺ともいう）が存在する．
	海綿体部	陰茎は上方に対をなす陰茎海綿体と，下方の1個の尿道海綿体がある．尿道は尿道海綿体内をとおり，その海綿体がつくる陰茎亀頭の中ではやや広がって尿道舟状窩を形成する．男性の尿道海綿体は女性の前庭球に相当する．個々の海綿体は白膜で包まれ，3つの海綿体を束ねるように，陰茎の皮下に肉様膜が存在する．
	女性の尿道	男性と異なり，明瞭な区分がなされないが，尿生殖隔膜を貫く隔膜部には尿道括約筋（横紋筋）が存在する．

(21) 男性生殖器の主な構造①

器官	主な構造	説明
精巣	精巣下降	胎生7～8ヶ月に，精巣が腹腔内から鼠径管をとおって下降し，陰嚢内におさまる．
	腹膜の鞘状突起	精巣下降に伴って，陰嚢内に伸び出した突起状の腹膜．
	精巣鞘膜	胎生期に伸び出した鞘状突起が腹膜と連絡が絶たれ，陰嚢内に残された袋状の構造物．この臓側板が精巣白膜の表面を覆うことになる．
	精巣縦隔と精巣中隔	精巣後縁上部の白膜は肥厚して精巣実質内に入り込み精巣縦隔を形成する．精巣内では，精巣縦隔から精巣中隔という結合組織が放射状に伸び，精巣をいくつもの精巣小葉に分けている．
	精細管	・精巣小葉内には精子形成の場となる多くの曲精細管が位置する． ・それは精巣縦隔付近では，直精細管として1本にまとめられる．直精細管は集まって精巣縦隔内に精巣網を形成する．精巣網からはさらに精巣輸出管を介して，精巣上体管に至り，そこから精管へとつづく．これらをまとめると， (曲精細管→直精細管→精巣網→精巣輸出管→精巣上体管→精管) となる．
	曲精細管	精子形成が行われるのは，曲精細管のみである．曲精細管の中には生殖細胞からなる精上皮細胞とセルトリ細胞が存在する．
	精上皮	精上皮では，精祖細胞→精母細胞→精嬢細胞→精子細胞→精子　という様々な発生段階の生殖細胞が存在する．その支持,栄養に関係するのが支持細胞（セルトリ細胞）である．
	ライディッヒ細胞	間細胞とも呼ばれ,曲精細管と曲精細管の間に存在する．男性ホルモン（テストステロン）を分泌する（内分泌）．

(22) 男性生殖器の主な構造②

器官	主な構造	説明
精管	精管の経過	精索―(鼠径管)→尿管と交叉→精管膨大部→精嚢からの導管が合流→射精管―(前立腺内に入る)→尿道前立腺部後壁の精丘に開口(左右の射精管は合流しない)
	精索	・精管は精巣の上端から精索に入り，鼠径管を経て腹腔内に至る． ・精管は精巣動・静脈や，精管動脈，陰部大腿神経陰部枝とともに精索を構成するが，腹腔内に入ると深鼠径輪でそれらの血管・神経と別れ，骨盤の側壁を下降して尿管の上を越え，膀胱底部の後部に至る．
	精管膨大部	尿管と精管の交叉部位では，下部からくる精管が，尿管の上をとおる．また，精管は尿管を超える部位から前立腺に入る直前までは膨らんでいる．
	射精管	・精管は前立腺に入る直前，または前立腺内で精嚢からの導管と合流し，それより先が射精管となる． ・左右の射精管は合流することなしに，尿道前立腺部後壁にある精丘に開口する．
	精嚢	分泌物は果糖を含み，前立腺とともに精子以外の精液の成分となる．精嚢は左右に1対あり，前立腺膨大部と射精管との移行部に開口する．
付属器・陰茎、陰嚢	前立腺	尿道を取り巻く．内腺と外腺に分けられる．10数本の前立腺管が尿道前立腺部後壁にある精丘の左右に開口する．
	カウパー腺	尿道隔膜部にある有対性の腺である．女性の大前庭腺(バルトリン腺)に相当する．
	陰茎	・有対の陰茎海綿体と，無対の尿道海綿体からなり，これらは白膜で覆われる． ・男性の尿道海綿体は，発生学的に女性の前庭球に相当する．
	陰嚢中隔	これによって，陰嚢の内部は左右に分けられる．

(23) 女性生殖器の主な構造①

器官	主な構造	説明
卵巣	卵巣間膜	卵巣を包む腹膜が合わさってつくる．この中をとおる血管や神経が卵巣門から入る．
	卵巣提索	卵巣の上端と骨盤側壁を結ぶ索状の結合組織線維．
	固有卵巣索	卵巣の上端と子宮底の外側部を結ぶ索状の結合組織線維．
	胚芽上皮と白膜	卵巣は強靱な白膜で覆われ，さらにその表面は腹膜の胚芽上皮によって覆われる．
	卵胞の成熟過程	卵子は胎生期の卵祖細胞から，出生時には卵母細胞となり，これが卵胞細胞に囲まれた状態で，卵巣の皮質に存在する． ①原始卵胞（または一次卵胞）：扁平な卵胞細胞に囲まれる． ②二次卵胞：卵胞細胞が単層から重層となる． ③胞状卵胞：卵胞細胞間に卵胞腔が形成される． ④成熟卵胞（グラーフ卵胞）：排卵直前のもので，卵胞腔がかなり大きくなり，卵巣表面付近にきて，排卵時には卵胞液とともに卵子が腹腔内に放出される．
	卵胞閉鎖	卵胞の分化がある程度進むが，途中で退化すること．
	赤体，黄体，白体	排卵後の卵胞膜細胞は出血のため赤体となり，その後月経黄体となる．妊娠すれば妊娠黄体として分娩時まで維持され，黄体のルテイン細胞がホルモン（プロゲステロン）を分泌する．しかし，受精しない場合には月経黄体となり，排卵後6～8週間で白体となる．
卵管		卵管は，子宮部→峡部→膨大部→漏斗（この外側端を卵管采という）に区分される．膨大部は全体の2/3を占め，受精がここで行われる．
	粘膜	線毛細胞が存在し，線毛が子宮側に向かってなびく．

(24) 女性生殖器の主な構造②

器官	主な構造	説明
子宮	子宮広間膜	子宮の前・後壁を覆う腹膜が合わさって左右方向に伸びたもので、骨盤側壁につく．
	ダグラス窩	子宮と直腸の間にできたくぼみで、直腸子宮窩ともいう．
	子宮体と子宮頚	子宮体は子宮の上方約2/3で、子宮頚は下方約1/3の部位である．両者の境部分はややくびれており、子宮峡部という．また、子宮体の上部を子宮底という． 子宮頚はさらに、腟上部と腟部に分かれる． 腟に対する子宮頚の角度＝前方に約90°（前傾という） 子宮頚に対する子宮体の角度＝前方に約10°（前屈という）
	子宮腔，子宮峡管，子宮頚管	子宮体部，子宮峡部，子宮頚部に相当する内腔をそのように呼ぶ．
	子宮円索	子宮の上外側部から鼠径管を通って外陰部の皮下に終わる線維索．
	上皮	単層円柱上皮，子宮頚では重層扁平上皮（腟も同じ）
	筋層	平滑筋．内縦筋層，中輪筋層，外縦筋層（膀胱と同じ）
腟	腟円蓋	腟の上端部で子宮頚を包んでいるところ．
外陰部	大陰唇	男性の陰嚢に相当する．
	腟前庭	外尿道口，腟口，バルトリン腺が開口する．
	バルトリン腺	大前庭腺ともいい，導管は小陰唇の内側で腟口後壁との間の溝に開口．男性の尿道球腺（カウパー腺）に相当する．
	陰核	海綿体組織をもち，陰核亀頭は陰核包皮に包まれる．男性の陰茎背側部に相当する．
	前庭球	腟前庭の両側にある海綿体組織．男性の尿道海綿体に相当する．

(25) 女性生殖器の主な構造③

器官	主な構造	説　明
会陰	会　陰	恥骨結合，左右の坐骨結節，尾骨に囲まれた部分．
	尿生殖三角	恥骨結合と左右の坐骨結節に囲まれた部位である．そこには，上下2枚の尿生殖隔膜筋膜に挟まれた深会陰横筋や尿道括約筋が存在する．男性ではそこにカウパー腺が存在し，尿道が貫く．女性では，尿道と腟が貫く．
	肛門三角	左右の坐骨結節と尾骨に囲まれた部位で，肛門が位置する．ここには肛門挙筋と尾骨筋からなる骨盤隔膜が存在する．

(26) 内分泌腺の主な構造①

器官	主な構造	説明
内分泌腺全般		内分泌腺として，下垂体，松果体，甲状腺，上皮小体，副腎，膵臓，(精巣，卵巣) などが含まれる．
下垂体		蝶形骨の下垂体窩に位置し，漏斗を介して視床下部に繋がる．前方の腺性下垂体と後方の神経性下垂体に分かれる．
	腺性下垂体	下垂体前葉と中間部，隆起部がこれに含まれる．
	神経性下垂体	下垂体後葉のことを示す．
	下垂体前葉	酸好性細胞，塩基好性細胞，色素嫌性細胞が存在する．
	下垂体前葉ホルモン	成長ホルモン (GH)，プロラクチン (乳腺刺激ホルモン，LTH)，甲状腺刺激ホルモン (TSH)，副腎皮質刺激ホルモン (ACTH)，卵胞刺激ホルモン (FSH)，黄体化ホルモン (LH)
	視床下部漏斗系	視床下部の細胞が分泌する前葉ホルモン分泌（または抑制）ホルモンは，漏斗の第一次毛細血管網に分泌される．この神経分泌経路のことをいう．
	下垂体門脈系	視床下部漏斗系の第一次毛細血管網に分泌された前葉ホルモン分泌（または抑制）ホルモンを下垂体前葉の第二次毛細血管網にまで運ぶ経路であり，その両者の毛細血管網間を流れる静脈を下垂体門脈という．
	下垂体後葉	視床下部の室傍核や視索上核にある神経細胞の軸索が，直接後葉に伸び，そこからホルモンを分泌する．
	下垂体後葉ホルモン	オキシトシン（室傍核由来）：子宮筋収縮，射乳誘発 バゾプレッシン（視索上核由来）：抗利尿作用

(27) 内分泌腺の主な構造②

器官	主な構造	説明
松果体		視床後上部にあり，松果体細胞と神経膠細胞からなる．
	脳砂	松果体実質の退行変性の結果生じたもので，石灰化沈着した部分．
	松果体ホルモン	メラトニン
甲状腺		甲状軟骨，輪状軟骨，気管上部に位置し，左葉と右葉からなる．
	濾胞（小胞）	甲状腺ホルモンを分泌する単層立方上皮によって，無数の小胞が形成される． 小胞内にはコロイドが存在する．
	甲状腺ホルモン	サイロキシン，トリヨードサイロニン
	傍小胞細胞（濾胞傍細胞）	小胞（濾胞）間に存在する細胞で，カルシトニン（血中カルシウム濃度を低下させる）を分泌する．（パラソルモンと拮抗）
上皮小体（副甲状腺）		甲状腺の後面に左右・上下で4個ある．主細胞（色素嫌性細胞ともいう）と酸好性細胞からなる．
	上皮小体ホルモン	パラソルモンで，血中カルシウム濃度を上昇させる．（カルシトニンと拮抗）
副腎		皮質と髄質からなり，皮質は表層側から球状帯，束状帯，網状帯に区分される．
	副腎皮質ホルモン	球状帯＝電解質コルチコイド，束状帯＝糖質コルチコイド，網状帯＝性ホルモン（テストステロン）
	副腎髄質	髄質細胞（A細胞，N細胞）と，交感神経節細胞からなる．
	副腎髄質ホルモン	A細胞＝アドレナリン，N細胞＝ノルアドレナリン
	副腎の発生	皮質：中胚葉由来，髄質：外胚葉由来

(28) 内分泌腺の主な構造③

器官	主な構造	説　明
膵島	\[ランゲルハンス島ともいい，膵臓実質内に散在するが，膵尾側に多い．\]	
膵島	膵島の細胞	A(α)細胞：20％，B(β)細胞：70％，D(δ)細胞：10％
膵島	膵島のホルモン	A(α)細胞：グルカゴン，B(β)細胞：インスリン　D(δ)細胞：ソマトスタチン
膵島	膵島からのホルモンの放出	ホルモンは膵島内の発達した毛細血管に放出され，脾静脈を通って門脈に注ぐ．門脈を流れる血液は，肝臓を通過してから右心房へいくため，膵島のホルモンは心臓よりも肝臓に早く到達する．
精巣		精細管の間に存在するライディッヒ細胞（間細胞）が男性ホルモンを分泌する．
卵巣		内卵胞膜細胞＝エストロゲン（卵胞ホルモン）を分泌する．黄体＝プロゲステロン（黄体ホルモン）を分泌する．
胸腺	\[胸腺依存性リンパ球（Tリンパ球）を産生する．皮質と髄質に分けられる．\]	
胸腺	胸腺細胞	リンパ球，上皮性細網細胞，間葉性細網細胞
胸腺	ハッサル小体	髄質中で，変性した扁平な上皮性細網細胞が固まりをなしたもの．

(29) 特徴ある血管をもつ器官

系	器官	血管	備考
消化器系	肝臓	中心静脈	肝小葉の中心にあり，類洞からの血液が注ぐ．
		小葉下静脈	いくつもの中心静脈からの血液を集め，肝静脈となる．
		肝円索	胎生期の臍静脈が閉塞し，索状となったもの．
		静脈管	胎生期の血管で，アランチウス管ともいう．臍静脈と下大静脈をバイパスする．
循環系	大動脈	動脈管	胎生期の血管で，ボタロー管ともいう．肺への血液進入を防ぐためのもので，肺動脈と大動脈弓との間をバイパスする．
	脾臓	中心動脈	白脾髄の中心をとおる動脈．
		筆毛動脈	赤脾髄に出てきた中心動脈に続くもので，この後莢（さや）動脈となる．
		莢動脈	筆毛動脈につづくもので，脾洞に開く．
泌尿器系	腎臓	葉間動・静脈	区域動脈につづくもので，髄質中の腎錐体間（腎柱）を皮質側に向かう．
		弓状動・静脈	葉間動脈の枝で，腎髄質と腎皮質の間を走行し，これから小葉間動脈が出る． （足背でも，外側足根動脈と内側足根動脈が吻合して弓状動脈をつくり，そこから足背中足動脈（3本）と外側小指背側動脈（1本）が分枝される）

B. 学力養成編

チェック欄	問　題	正　解
(1) 消化器系に関する問題		
	問1. 消化器の中で実質性器官はなにか（3つ）？	唾液腺（舌下腺，顎下腺，耳下腺），肝臓，膵臓
	問2. 口唇の皮膚と口腔粘膜の移行部をなんというか？	唇紅
	問3. 口腔前庭と固有口腔の境に存在するものはなにか？	上下顎の歯列 【解説】口腔は，口腔前庭と固有口腔を合わせたものである．
	問4. 硬口蓋に存在する骨はなにか（2つ）？	上顎骨口蓋突起，口蓋骨水平板
	問5. 固有口腔と咽頭の境界部をなんというか？	口峡
	問6. 口蓋舌弓と口蓋咽頭弓の間のくぼみをなんというか？	扁桃窩
	問7. 口蓋舌弓と口蓋咽頭弓の間のくぼみに存在するものはなにか？	口蓋扁桃
	問8. 耳下腺はどこに開口するか？	耳下腺乳頭（上顎第2大臼歯に面する頬粘膜（口腔前庭））
	問9. 舌下小丘に開口するものはなにか（2つ）？	大舌下腺，顎下腺
	問10. 舌下ヒダに開口するものはなにか？	小舌下腺
	問11. 3大唾液腺のうち，純漿液腺はなにか？	耳下腺 【解説】耳下腺は舌咽神経支配で，顎下腺・舌下腺は顔面神経支配．
	問12. 3大唾液腺のうち，混合線はなにか（2つ）？	舌下腺，顎下腺
	問13. 歯冠象牙質を覆う組織はなにか？	エナメル質

チェック欄	問　題	正　解
	問 14. 歯根象牙質を覆う組織はなにか？	セメント質
	問 15. エナメル質の無機質含有率は何％か？	98％ 【解説】象牙質，セメント質，骨の無機質は約 60～70％なので，エナメル質が最も硬い．
	問 16. 象牙質，セメント質，歯槽骨の無機質含有率は何％か？	60～70％
	問 17. 歯の中心部の空所を埋める組織をなんというか？	歯髄
	問 18. 歯を歯槽骨につなぎとめる線維性結合組織をなんというか？	歯根膜
	問 19. 永久歯の総本数は何本か？	32 本
	問 20. 乳歯の総本数は何本か？	20 本
	問 21. 左右上下顎に 4 本ある歯はなにか？	犬歯
	問 22. 第 1 大臼歯は別名なんと呼ばれるか？	6 歳臼歯
	問 23. 第 2 大臼歯は別名なんと呼ばれるか？	12 歳臼歯
	問 24. 第 3 大臼歯は別名なんと呼ばれるか？	智歯または親知らず
	問 25. 切歯および小臼歯は左右上下顎で何本あるか？	切歯，小臼歯ともに 8 本ずつ
	問 26. 舌体の舌背粘膜にある舌乳頭はなにか（4 つ）？	糸状乳頭，茸状乳頭，葉状乳頭，有郭乳頭
	問 27. 舌乳頭の中で，表面が角質化しているのはどれか？	糸状乳頭
	問 28. 舌乳頭の中で，味蕾を欠くものはなにか？	糸状乳頭 【解説】舌の乳頭の中で，表面が角質化せず，味蕾をもたないのは糸状乳頭のみである．

チェック欄	問 題	正 解
	問 29. 舌根部のリンパ性組織をなんというか？	舌扁桃
	問 30. 舌筋の支配神経はなにか？	舌下神経
	問 31. 舌体の味覚および知覚を支配する神経はなにか？	味覚：鼓索神経（顔面神経の枝） 知覚：舌神経（下顎神経の枝）
	問 32. 舌根の味覚および知覚を支配する神経はなにか？	舌咽神経（迷走神経）
	問 33. 耳管咽頭口に続く耳管はどこに通じるか？	鼓室
	問 34. リンパ咽頭輪（ワルダイエルの咽頭輪）を構成するものはなにか（4つ）？	口蓋扁桃，舌扁桃，耳管扁桃，咽頭扁桃 【解説】咽頭扁桃だけは対をなさない．それ以外は左右に一対ある．
	問 35. 食道の生理的狭窄部位はどこか（3つ）？	食道起始部，気管分岐部または大動脈弓起始部，横隔膜貫通部
	問 36. 筋層が横紋筋でできているのは食道のどの部位か？	上部1/3
	問 37. 筋層が平滑筋でできているのは食道のどの部位か？	下部1/3 【解説】中央部分は横紋筋と平滑筋が混在し，下部は平滑筋のみ．
	問 38. 小弯および大弯から伸び出した腹膜をなんというか？	小弯→小網，大弯→大網
	問 39. 固有胃腺（胃底腺）の細胞は，それぞれなにを分泌するか（3つの細胞）？	主細胞：ペプシノーゲン 旁細胞（壁細胞）：塩酸 副細胞：粘液 【解説】副細胞は頚粘液細胞ともいい，そこからの分泌が胃粘膜の消化を防止する．

チェック欄	問題	正解
	問40. 十二指腸の各部を順番に示せ（4部）．	上部→下行部→水平部→上行部 【解説】C字型をしているとされていて，各部の名称をそのCの字に合わせて覚えるとよい．
	問41. 大十二指腸乳頭は十二指腸のどこに存在するか？	下行部
	問42. 大十二指腸乳頭内の発達した平滑筋をなんというか？	オッディの括約筋
	問43. 大十二指腸乳頭に開口するものはなにか（2つ）？	総胆管と主膵管
	問44. 十二指腸空腸曲（上行部の末端）を固定するものはなにか？	十二指腸提筋 【解説】これをトライツ靱帯という．
	問45. 十二指腸腺は別名なんと呼ばれるか？	ブルンネル腺
	問46. 回腸に多く見られる粘膜内のリンパ小節の集合体はなにか？	集合リンパ小節 【解説】これをパイエル板といい，回腸に多い．
	問47. 小腸および結腸の内腔に見られるヒダをなんというか？	小腸：輪状ヒダ 結腸：結腸半月ヒダ 【解説】胆嚢管はラセンヒダという．
	問48. 小腸内腔の輪状ヒダの表面にある小突起をなんというか？	腸絨毛
	問49. 腸腺のことを別名なんというか？	リーベルキューン腺
	問50. 盲腸から回腸への内容物の逆流を防止するための構造はなにか？	回盲弁 【解説】これをバウヒン弁という．
	問51. 結腸表面の嚢状の膨らみをなんというか？	結腸膨起
	問52. 胃の筋層は内腔に近い方から，なんと呼ばれているか（3層）？	内斜・中輪・外縦筋層

4. 内臓系

チェック欄	問 題	正 解
	問 53. 結腸の外縦筋層が3つに束ねられてできたものはなにか？	結腸ヒモ 【解説】間膜ヒモ，大網ヒモ，自由ヒモの3つ
	問 54. 結腸表面に付着した脂肪組織を入れる袋状構造物をなんというか？	腹膜垂
	問 55. 内肛門括約筋は横紋筋か，平滑筋か？	平滑筋
	問 56. 内肛門括約筋は直腸の内輪筋，外縦筋のどちらのつづきか？	直腸の内輪筋が発達したもの 【解説】内肛門括約筋は平滑筋（不随意筋）である．
	問 57. 外肛門括約筋は横紋筋か，平滑筋か？	横紋筋（随意筋） 【解説】外肛門括約筋は横紋筋．尿道括約筋も横紋筋．膀胱括約筋は，中輪筋層が発達したもので，これは平滑筋．
	問 58. 肝臓下面の大静脈溝と胆嚢窩を結んだ線をなんというか？	カントリー線
	問 59. 肝小葉の中央部を流れる血管はなにか？	中心静脈
	問 60. 小葉間動脈はなにに由来するか（何動脈の枝か）？	腹腔動脈の枝の総肝動脈の枝（固有肝動脈）
	問 61. 小葉間静脈はなにに由来するか？	門脈
	問 62. 肝三つ組とはなにか（3つ）？	小葉間動脈，小葉間静脈，小葉間胆管
	問 63. 肝三つ組はどこに存在するか？	血管周囲線維鞘の中 【解説】これをグリソン鞘という．
	問 64. 類洞と肝細胞との間の隙間をなんというか？	類洞周囲腔 【解説】これをディッセ腔という．
	問 65. クッパー細胞はどこに存在するか？	類洞壁

チェック欄	問題	正解
	問66. 伊東細胞は肝小葉内のどこに存在するか？	ディッセ腔 【解説】伊藤細胞を，類洞周囲脂肪細胞という．
	問67. 左右の肝管から大十二指腸乳頭までの胆路の名称を示せ．	・左右肝管が合わさって→総肝管となる ・総肝管に胆嚢からの胆嚢管が合流して→総胆管となる ・これが大十二指腸乳頭に開口する．
	問68. 胆嚢管内面のヒダをなんというか？	ラセンヒダ
	問69. 間膜にはどのようなものがあるか（7つ）？	腸間膜，結腸間膜，卵巣間膜，卵管間膜，子宮広間膜，小網（肝胃間膜＋肝十二指腸間膜），肝鎌状間膜 【解説】間膜をもつ器官は腹膜腔内器官という．
	問70. 間膜をもつ器官はなにか（8つ）？	肝臓，胃，空・回腸，横行結腸，S状結腸，卵巣，卵管，子宮 【解説】上行・下行結腸は間膜をもたない．女性生殖器は間膜をもつが，男性生生殖器にはない．
	問71. 腹膜後器官はなにか（5つ）？	十二指腸，膵臓，腎臓，副腎，尿管
	問72. 女性の直腸子宮窩は別名なんというか？	ダグラス窩
	問73. 消化器系における食道までの上皮と，胃以降の上皮はなにか？	食道まで：重層扁平上皮 胃以降：単層円柱上皮 肛門：重層扁平上皮

(2) 呼吸器系に関する問題

チェック欄	問題	正解
	問1. 呼吸器系の基本的な粘膜上皮はなにか？	多列線毛上皮
	問2. 中鼻道に開く副鼻腔はなにか？	上顎洞，前頭洞，篩骨洞

チェック欄	問　　題	正　　解
	問3. 上鼻道（鼻腔後上方部）に開く副鼻腔はなにか？	篩骨洞後方部，蝶形骨洞 【解説】4つの副鼻腔のうち，中鼻道に開口しないのは蝶形骨洞のみ．
	問4. 内腔が最も広い副鼻腔はなにか？	上顎洞
	問5. 副鼻腔のうち，中鼻道に開口しないのはなにか？	蝶形骨洞
	問6. 下鼻道に開口するのはなにか？	鼻涙管
	問7. 喉頭軟骨にはどのようなものがあるか（4つ）？	甲状軟骨，輪状軟骨，喉頭蓋軟骨，披裂軟骨
	問8. 喉頭軟骨のうち，1対あるものはなにか？	披裂軟骨
	問9. 喉頭隆起をつくる軟骨はなにか？	甲状軟骨
	問10. 喉頭軟骨のうち，体表から触れられないものはなにか（2つ）？	喉頭蓋軟骨，披裂軟骨
	問11. 室ヒダと声帯ヒダの間をなんというか？	喉頭室
	問12. 左右の声帯ヒダの間をなんというか？	声門裂
	問13. 声帯ヒダの中の声帯靱帯が付着する軟骨はなにか（2つ）？	甲状軟骨，披裂軟骨
	問14. 声帯筋（喉頭筋）の支配神経，喉頭の知覚神経はなにか？	迷走神経 【解説】声帯筋（喉頭筋）は迷走神経の枝の反回神経支配
	問15. 気管後方部の軟骨を欠く部位をなんというか？	膜性壁
	問16. 気管後方部内にはなにが多く存在するか？	平滑筋（気管筋）
	問17. 左右の肺には，肺葉がそれぞれいくつあるか？	右：3葉，左：2葉

チェック欄	問題	正解
	問18. 太くて短い気管支は左右どちらか？	右
	問19. 肺の機能血管はなにか？	肺動脈・静脈
	問20. 肺の栄養血管はなにか？	気管支動脈・静脈
	問21. 気管支動脈はなに大動脈の枝か？	胸大動脈
	問22. 臓側胸膜（肺胸膜）と壁側胸膜の間の隙間をなんというか？	胸膜腔 【解説】両方の膜は，胸膜腔内の漿液を介して密着する．
	問23. 気管軟骨を連結する靱帯はなにか？	輪状靱帯
	問24. 塵埃（じんあい）細胞はどこに存在するか？	肺胞内 【解説】肺胞の細胞としては，この他に大肺胞細胞と，直接のガス交換に関与する小肺胞細胞がある．
	問25. 縦隔に位置する器官はなにか（11個）？	心臓と，それに出入りする大血管，胸管，胸腺，気管，気管支，食道，横隔神経，迷走神経，交感神経幹，奇静脈系

（3）泌尿器系に関する問題

チェック欄	問題	正解
	問1. 腎臓と副腎を覆う被膜はなにか（2つ）？	脂肪被膜，腎筋膜 【解説】腎筋膜をゲロータ筋膜ともいう．
	問2. 腎錐体は皮質，髄質のどちらに存在するか？	髄質
	問3. 腎錐体の先端部をなんというか？	腎乳頭
	問4. 糸球体とそれを包むボーマン嚢を合わせてなんというか？	腎小体 【解説】これをマルピギー小体という．
	問5. 腎小体は皮質，髄質のどちらに存在するか？	皮質

4. 内臓系

チェック欄	問題	正解
	問 6. 腎小体から乳頭孔までの尿の経路を示せ.	腎小体→近位曲尿細管→直尿細管→ヘンレのワナ→遠位曲尿細管→集合管→乳頭管→乳頭孔
	問 7. ヘンレのワナは髄質, 皮質のどちらに存在するか？	髄質
	問 8. 腎小体とそれにつづく1本の尿細管を合わせてなんというか？	腎単位 【解説】これをネフロンという.
	問 9. 腎乳頭から膀胱までの尿のたどる経路を示せ.	腎乳頭→腎杯→腎盤（腎盂）→尿管→膀胱（→尿道へ）
	問 10. 輸入細動脈までの腎動脈の分枝の仕方を示せ.	腎動脈→区域動脈→葉間動脈→弓状動脈→小葉間動脈→輸入細動脈
	問 11. 糸球体近くの輸入細動脈の血管壁細胞はなにを分泌するか？	レニン 【解説】レニンは, 血圧上昇ホルモンで, 糸球体旁細胞が分泌する.
	問 12. 尿管の狭窄部はどこか？	①腎盤からの移行部, ②腹部から骨盤部への移行部, （総腸骨動・静脈との交叉部）③膀胱壁貫通部
	問 13. 尿管と精管の交叉部位では, 上にあるのはどちらか？	精管
	問 14. 尿管の筋層の構成はどのようになっているか？	内縦筋, 外輪筋 【解説】消化管の筋層と反対で, 蠕動運動により尿を膀胱へ送る.
	問 15. 尿管が膀胱の後壁に開口する部位をなんというか？	尿管口（左右1対）
	問 16. 膀胱底にある尿道への移行部をなんというか？	内尿道口 【解説】この直下から尿道の壁内部が始まる.

チェック欄	問題	正解
	問17. 膀胱内で左右の尿管口と内尿道口で囲まれた部位をなんというか？	膀胱三角 【解説】膀胱内が空虚なときには内面はヒダが多く見られ，尿が充満すると平滑になる．しかし，膀胱三角の粘膜は常に平滑である．
	問18. 膀胱の筋層はどのようになっているか（3層）？	内縦筋層，中輪筋層，外縦筋層
	問19. 腎盤，尿管および膀胱の粘膜上皮はなにか？	移行上皮
	問20. 内尿道口付近で発達した中輪筋層はなんと呼ばれるか？	膀胱括約筋
	問21. 男性の尿道前立腺部にはなにが開口するか（2つ）？	射精管，前立腺管 【解説】左右の射精管は最後まで合流しない．そのため，尿道後壁の精丘には射精管開口部は左右2つある．
	問22. 男性の尿道隔膜部に存在するものはなにか（2つ）？	尿道括約筋（横紋筋），尿道球腺（カウパー腺）
	問23. 男性の尿道海綿体部の中でも体外への出口をなんというか？	外尿道口
	問24. 女性の外尿道口はどこに開くか？	膣前庭
(4) 生殖器系に関する問題		
	問1. 曲精細管から精巣上体管までの経路を示せ．	曲精細管→直精細管→精巣網→精巣輸出管→精巣上体管
	問2. 精祖細胞からの精子の発生過程を示せ．	精祖細胞→精母細胞→精嬢細胞→精子細胞→精子
	問3. 精細管の間にあるホルモン分泌細胞はなにか？また，その分泌物はなにか？	ライディッヒの間細胞．男性ホルモン（テストステロン）
	問4. 曲精細管内で精上皮細胞を栄養し，支持する細胞はなにか？	セルトリ細胞

チェック欄	問題	正解
	問5. 精索に含まれるものはなにか？	精管，精巣動・静脈，精管動脈，陰部大腿神経陰部枝 【解説】これに精巣挙筋が付着する．
	問6. 精管膨大部以降の精子の輸送経路について示せ．	精管膨大部（この下端部で精嚢の導管が合流）→射精管→尿道前立腺部後壁の精丘に開口
	問7. 前立腺，精嚢，尿道球腺のうち，対をなさないものはどれか？	前立腺
	問8. 陰茎内の海綿体はなにか（2つ）？	尿道海綿体（1個），陰茎海綿体（1対）
	問9. 卵巣に血管が出入りする部位をなんというか？	卵巣門
	問10. 種々の発育段階にある卵胞が存在するのは，皮質か髄質か？	卵巣の皮質
	問11. 原始卵胞からの卵胞の成熟過程を示せ．	原始卵胞→二次卵胞→胞状卵胞→成熟卵胞（グラーフ卵胞）
	問12. 受精しない場合，排卵後の卵胞はどのようになるか？	赤体から，月経黄体となり，その後白体を経て，やがて消失する． 【解説】黄体は，妊娠すれば分娩時まで妊娠黄体として維持される．
	問13. 受精した場合の，排卵後の卵胞はどのようになるか？	赤体から，妊娠黄体となる．
	問14. 黄体のルテイン細胞が分泌するものはなにか？	黄体ホルモン（プロゲステロン）
	問15. 卵管の中で最も長い部位はなにか？	膨大部
	問16. 卵巣に接するのは卵管のどの部位か？	漏斗または卵管采

チェック欄	問題	正解
	問17. 卵子が受精するのは卵管のどの部位か？	膨大部 【解説】卵管全体の長さの約2/3を占める．
	問18. 卵管の線毛は子宮側，卵巣側のどちらに向かって動くか？	子宮側 【解説】線毛の動きは，受精卵を子宮側に運ぶ．また，卵管の奥に進む精子の動きには不利のようだが，活性の高い精子の選定には役立つ．
	問19. 子宮と骨盤壁との間に張る間膜をなんというか？	子宮広間膜
	問20. 子宮の部位の名称を上方から示せ．	子宮底→子宮体→子宮頚
	問21. 子宮頚に対する子宮体の角度はどれくらいか？	前方に約10°傾く（前屈）
	問22. 腟に対する子宮頚の角度はどれくらいか？	前方に約90°傾く（前傾）
	問23. 子宮の筋層はどのような構成となっているか？	内縦筋，中輪層，外縦筋層 【解説】子宮の筋層の構成は，膀胱と同じ．
	問24. 子宮内膜（子宮粘膜）の構成はどのようになっているか？	表層：機能層 深層：基底層
	問25. 月経に伴って脱落するのは，子宮内膜のどの層か？	機能層
	問26. 子宮頚の腟部を包み込む腟の上端部をなんというか？	腟円蓋
	問27. 大前庭腺（バルトリン腺）は男性のなに腺に相当するか？	尿道球腺 【解説】男性の尿道球腺（カウパー腺）に相当する．
	問28. 腟前庭の左右両側にある前庭球は男性のなにに相当するか？	尿道海綿体

チェック欄	問題	正解
	問29. 左右の坐骨結節と恥骨結合に囲まれた部位をなんというか？	尿生殖三角 【解説】ここには，深会陰横筋や尿道括約筋が存在し，尿道が貫く．また，男性ではそこにカウパー腺が存在し，女性では，腟が貫く．
	問30. 左右の坐骨結節と尾骨に囲まれた部位をなんというか？	肛門三角 【解説】肛門が位置する．ここには肛門挙筋と尾骨筋からなる骨盤隔膜が存在する．
	問31. 男性および女性の尿生殖三角を貫くものはなにか？	男性：尿道 女性：尿道，腟
(5) 内分泌系に関する問題		
	問1. 内分泌腺にはどのようなものがあるか（6つ）？	下垂体，松果体，甲状腺，上皮小体，副腎，膵臓（膵島）
	問2. 腺性下垂体はなにに由来するか？	口腔天蓋の上皮 【解説】これをラトケ嚢という．
	問3. 神経性下垂体にある神経線維はどこから伸びたものか？	視床下部にある神経細胞
	問4. 下垂体はどこに存在するか？	蝶形骨トルコ鞍（下垂体窩）
	問5. 下垂体門脈は腺性または神経性下垂体のどちらに関係するか？	腺性下垂体
	問6. 下垂体前葉の細胞はなにか（3つ）？	酸好性細胞，塩基好性細胞，色素嫌性細胞
	問7. 下垂体前葉ホルモンはなにか（6つ）？	成長ホルモン，プロラクチン，甲状腺刺激ホルモン，副腎皮質刺激ホルモン，卵胞刺激ホルモン，黄体化ホルモン
	問8. 下垂体後葉ホルモンはなにか2つ）？	オキシトシン（子宮筋収縮，射乳誘発），バゾプレシン（抗利尿作用）
	問9. 松果体はなにを分泌するか？	メラトニン

チェック欄	問題	正解
	問 10. 松果体細胞が退行変性して生じるものはなにか？	脳砂
	問 11. 甲状腺の小胞細胞はなにを分泌するか（2つ）？	サイロキシン，トリヨードサイロニン
	問 12. 甲状腺の傍小胞細胞はなにを分泌するか？	カルシトニン
	問 13. 上皮小体はなにを分泌するか？	パラソルモン 【解説】これは血中カルシウム濃度を上げ，カルシトニンと拮抗的な作用をもつ．
	問 14. カルシトニンは血中カルシウム濃度を上げるか，下げるか？	下げる
	問 15. パラトルモンは血中カルシウム濃度を上げるか，下げるか？	上げる
	問 16. 副腎皮質の細胞の3層構造はどのようなものか？	表層から，球状帯，束状帯，網状帯
	問 17. 副腎皮質の球状帯から分泌されるホルモンはなにか？	電解質コルチコイド
	問 18. 副腎皮質の束状帯から分泌されるホルモンはなにか？	糖質コルチコイド
	問 19. 副腎皮質の網状帯から分泌されるホルモンはなにか？	性ホルモン（テストステロン）
	問 20. 副腎髄質から分泌されるホルモンはなにか（2つ）？	アドレナリン（A細胞），ノルアドレナリン（N細胞） 【解説】髄質内に，交感神経の節前線維が入る．
	問 21. 3種類の膵島細胞から分泌されるホルモンはなにか？	A（α）細胞：グルカゴン，B（β）細胞：インスリン，D（δ）細胞：ソマトスタチン
	問 22. 膵島のA，B，D細胞の比率はどれくらいか？	20％：70％：10％

チェック欄	問　題	正　解
	問23. 精巣内の内分泌細胞はなにか？	ライディッヒの間細胞（男性ホルモンを分泌）
	問24. 二次卵胞の内卵胞膜細胞が分泌するホルモンはなにか？	エストロゲン
	問25. 黄体から分泌されるホルモンはなにか？	プロゲステロン
	問26. 卵胞の成熟を促すホルモンはなにか？	下垂体前葉の卵胞刺激ホルモン
	問27. 排卵や黄体化をもたらすホルモンはなにか？	下垂体前葉の黄体化ホルモン 【解説】 下垂体前葉：卵胞刺激ホルモン，黄体化ホルモン 内卵胞膜：エストロゲン 黄体：プロゲステロン
	問28. 胸腺で生産されるリンパ球はTか，またはBか？	Tリンパ球
	問29. 胸腺髄質で扁平化した上皮性細網細胞からできるものはなにか？	ハッサル小体
	問30. 内分泌系で髄質と皮質に分かれるものはなにか？	副腎
	問31. 泌尿生殖器系で髄質と皮質に分類されるものはなにか？	腎臓，卵巣

5. 神経・感覚器系

A. ポイントマスター編

(1) 神経系の構成

系	神経系の構成				含まれる細胞
神経系	中枢神経	脳	大脳，小脳，間脳（視床＋視床下部），脳幹：中脳，橋，延髄			神経細胞 ＋ 神経膠細胞（グリア細胞） グリア細胞の中で，希突起膠細胞が髄鞘をつくり，星状膠細胞は神経細胞や突起を支持し，栄養する働きをもつ．
		脊髄			
	末梢神経	脳神経＋脊髄神経	体性神経	求心性神経	感覚神経	神経細胞 ＋ シュワン細胞 　：有髄線維の髄鞘を形成 ＋ 外套細胞 　：神経節に存在
				遠心性神経	運動神経	
			自律神経	（求心性神経）	（内臓求心性神経）	
				遠心性神経	交感神経	
					副交感神経	

(2) 髄膜の構成

頭蓋腔内	脳硬膜	・強い結合組織性の膜で，内葉・外葉からなる． ・内葉は， 　大脳縦裂＝大脳鎌，大脳・小脳間＝小脳テント 　をつくる． ・部位によって2葉は離れ，その間に硬膜静脈洞を形成し，頭蓋腔内の静脈を集める． 　それは頚静脈孔を経て内頚静脈に注ぐ． 　（上矢状静脈洞，下矢状静脈洞，直静脈洞，横静脈洞，S状静脈洞） ・眼窩内の静脈の多くは上眼静脈を介して，トルコ鞍の左右に位置する海綿静脈洞に注ぎ，その後S状静脈洞に入る． ・クモ膜顆粒を介して，脳脊髄液を回収する．
	硬膜下腔	リンパの存在する狭い間隙．
	脳クモ膜	血管を含まない薄い膜で，細い結合組織線維で硬膜や軟膜と結合する．
	クモ膜下腔	ここには脳を養う血管が多く存在し，脳脊髄液で満たされる．部位によってはクモ膜を押し上げて膨らみ，クモ膜顆粒をつくってそこから脳脊髄液を硬膜静脈洞内に導く．
	脳軟膜	血管の豊富な薄い膜で，脳表面に密着する．
脊柱管内		脊髄を覆う髄膜も，基本的に頭蓋腔内のものと同様であり，表面側から脊髄硬膜，脊髄クモ膜，脊髄軟膜という順で脊髄を覆う．

(3) 脳室の構成（模式図）

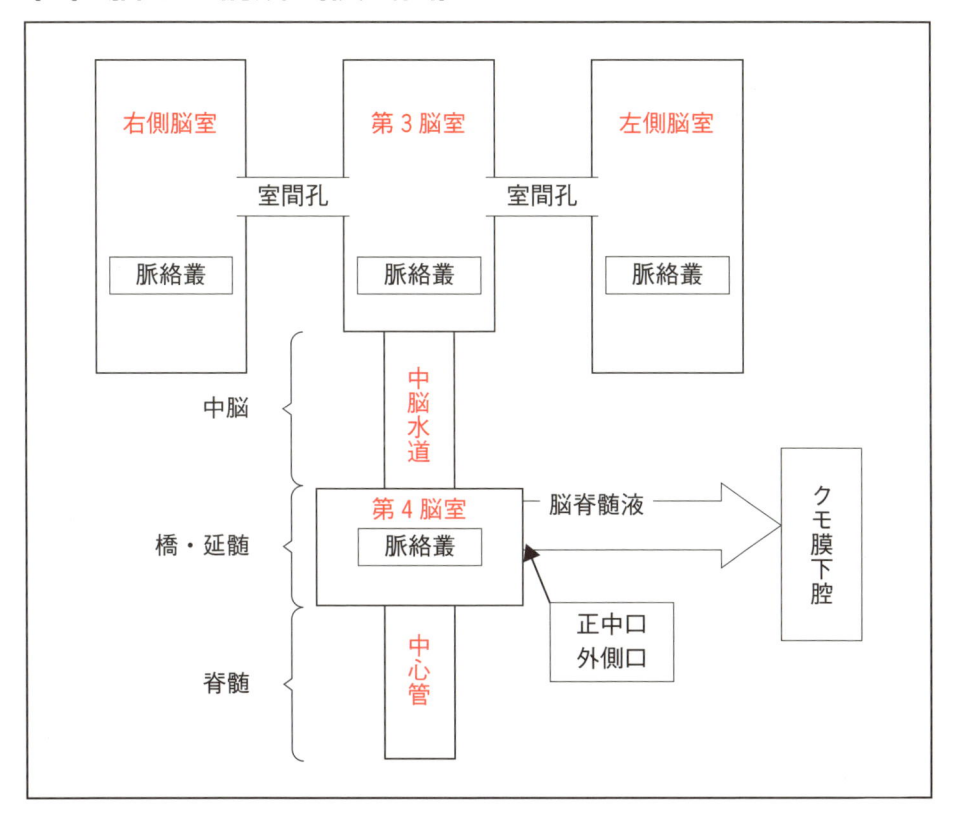

| 右側脳室 | 第3脳室 | 左側脳室 |

室間孔／室間孔

脈絡叢／脈絡叢／脈絡叢

中脳｛　中脳水道

橋・延髄｛　第4脳室　脈絡叢　──脳脊髄液→　クモ膜下腔

正中口／外側口

脊髄｛　中心管

(4) 脳溝と大脳皮質の機能局在（模式図）

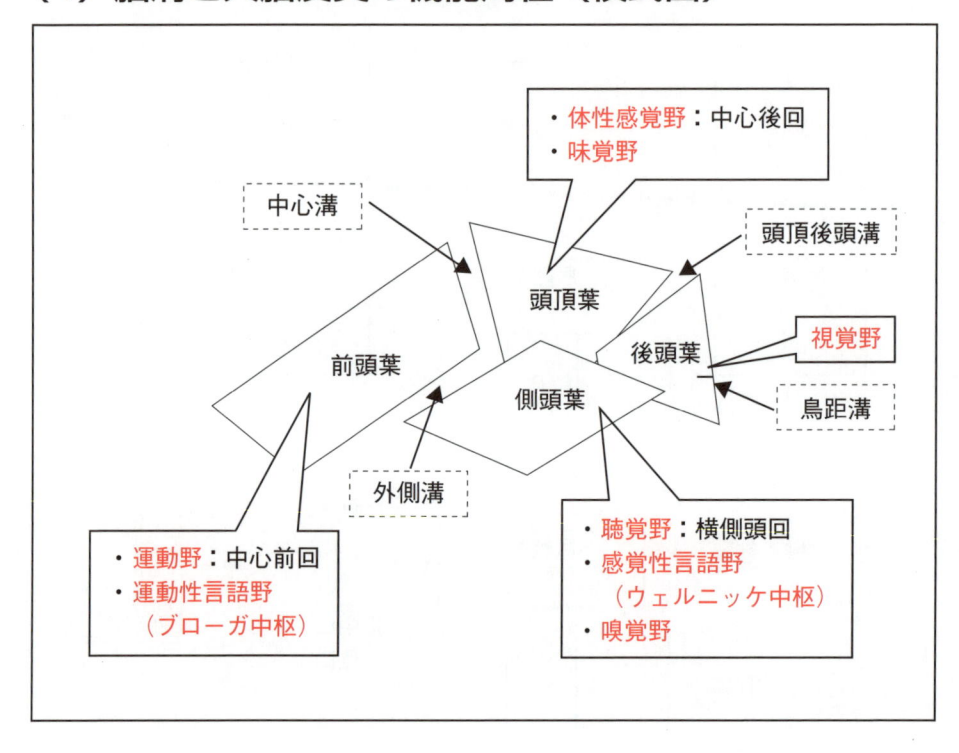

- 体性感覚野：中心後回
- 味覚野

中心溝

頭頂後頭溝

視覚野

前頭葉

頭頂葉

後頭葉

鳥距溝

側頭葉

外側溝

- 運動野：中心前回
- 運動性言語野
　（ブローカ中枢）

- 聴覚野：横側頭回
- 感覚性言語野
　（ウェルニッケ中枢）
- 嗅覚野

(5) 大脳（基底）核を示す模式図

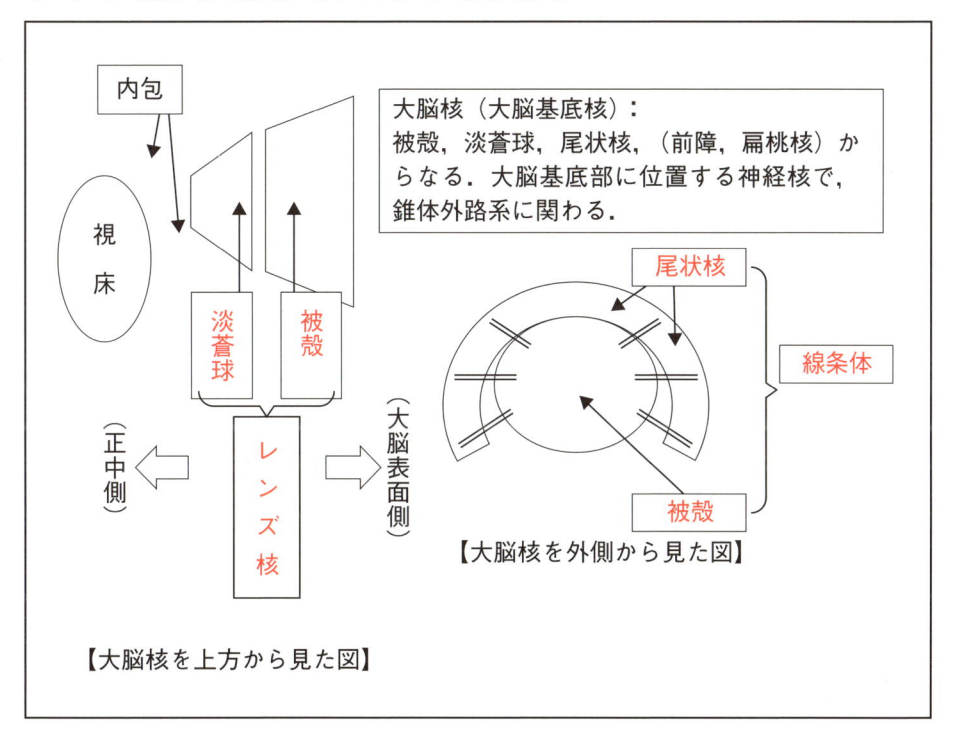

大脳核（大脳基底核）：
被殻，淡蒼球，尾状核，（前障，扁桃核）からなる．大脳基底部に位置する神経核で，錐体外路系に関わる．

【大脳核を上方から見た図】

【大脳核を外側から見た図】

(6) 大脳辺縁系の構成と働き

	構　成	機　　　　能
大脳辺縁系	帯状回	・生命維持（摂食行動） ・生殖行動 ・情動の発言（快・不快，恐怖など） （嗅球もこれに関わる）
	海馬旁回	
	海　馬	
	扁桃体	

(7) 大脳髄質の線維の分類

連合線維	左または右の同一大脳半球内を連絡する神経線維束．	
交連線維	左右両脳半球間を連絡する神経線維束．	脳梁が代表的な例であり，これは両半球を結ぶ非常に大きな線維束で，大脳縦裂の底部をなす．
投射線維	大脳皮質と脳幹・脊髄の間を連絡する神経線維束．	大脳と末梢とを連絡する錐体路や感覚性伝導路は，尾状核，レンズ核，視床に囲まれた部位を通過する．この部位を内包という．

(8) 間脳の主な構成

間脳	間脳は，視床と視床下部からなり，間脳の後上部に松果体がある．		
	視　床	視床の働き： ①　感覚伝導路の中継核：嗅覚以外の感覚性の伝導路は，全て視床を経由する． ②　運動系の中継核：運動に関する情報を大脳核や小脳からの受け，大脳皮質に伝える． ③　意識水準の調節：脳幹（中脳，橋，延髄）の網様体からの線維はここで中継した後，大脳皮質へ送られる．	
		外側膝状体	視覚伝導路の中継核．
		内側膝状体	聴覚伝導路の中継核．
	視床下部	第3脳室の底部に位置し，食物や水分の摂取，体温調節，性行動に関する自律神経機能の調節を行う．（自律神経系の最高中枢）下垂体前葉に対しては，下垂体ホルモン分泌（または抑制）ホルモンを分泌して前葉ホルモンの分泌を調節する．また，後葉に対しては神経線維を伸ばし，その末端から後葉ホルモンを分泌する．	
		隆起核	視床下部漏斗系の第一次毛細血管網に向けて，前葉ホルモン放出（または）抑制ホルモンを分泌する神経細胞が集まる．
		室傍核	後葉ホルモンのオキシトシンを分泌する神経細胞が集まった部位．
		視索上核	後葉ホルモンのバゾプレッシンを分泌する神経細胞が集まった部位．

(9) 脳幹①　中脳・橋の主な構成

脳幹			中脳, 橋, 延髄からなる．ここには，脳神経核（Ⅲ～Ⅶ）が存在するとともに，上行性，下行性や小脳への伝導路がとおる．また，覚醒，骨格筋の緊張調節，脈管の収縮・拡張調節に関与する脳幹網様体が存在する．
	中脳		背側にある中脳蓋と，腹側にある大脳脚，ならびにそれらの間に位置する被蓋からなる．
		四丘体	左右の上丘と下丘で，4つの高まりとなる．（中脳蓋の別名）
		上丘	視覚の反射中枢が存在する．視蓋ともいう．
		下丘	聴覚の反射中枢が存在する．
		脳神経核	動眼神経核と滑車神経核が，被蓋に位置する．
		赤核, 黒質	被蓋にある錐体外路の中継核．
		中脳網様体	覚醒に関与する．
		大脳脚	内包をとおる錐体路の線維がここをとおり，橋腹側部や延髄の錐体につづく．
		内側毛帯	延髄や橋の内側毛帯のつづきで，ここを触覚・深部知覚の神経線維がとおる．
	橋		橋は橋腹側部と橋背部に分かれ，橋背部は第4脳室の底部をなし，その後方には小脳がある．
		脳神経核	橋背部に三叉神経，外転神経，顔面神経，内耳神経などの神経核が存在する．
		橋網様体	骨格筋の緊張を調節する．
		内側毛帯	触覚・深部知覚の伝導路がとおる．
		外側毛帯	聴覚の第二次ニューロンが台形体をとおった後に，ここをとおる．
		台形体	聴覚の第二次ニューロンがとおる．上オリーブ核は台形体の一部．
		橋核	皮質橋小脳路の線維（大脳皮質と小脳半球とを結ぶ伝導路）の中継核で，反対側の中小脳路をとおって小脳半球へいく．
		橋腹側部	中脳の大脳脚につづいて，錐体路がとおる．

(10) 脳幹② 延髄の主な構成

脳幹	延髄	菱形窩	橋からつづく延髄の背面で，後方には小脳が位置する．	
		錐体	延髄前面の正中下部にある左右1対の高まりで，その両側にオリーブがある．	
		脳神経核	舌咽神経，迷走神経，舌下神経，副神経に関わる神経核が存在する．	
		オリーブ核	錐体外路系の中継核で，赤核や小脳と線維連絡する．	
		後索核	深部知覚に関係する中継核で，ここから出る第二次ニューロンは反対側へ行った後，延髄から中脳に位置する内側毛帯をとおり，視床へと向かう．	
			薄束核（正中側）	主に下半身からの情報を受ける．
			楔状束核（外側）	主に上半身からの情報を受ける．
		延髄網様体	骨格筋の緊張調節を行う．血管運動中枢や呼吸中枢も存在する．	
		錐体交叉	大脳脚から橋腹側部をとおる錐体路の線維は，延髄下端で反対側に交差する．	

(11) 小脳の主な構成

小脳		小脳は左右の小脳半球とそれに挟まれる虫部からなり，灰白質（皮質）と白質（髄質）に分けられる．間隔の狭い小脳溝の間に小脳回が存在する．上・中・小脳脚が，それぞれ間脳・中脳，橋，延髄と連絡する線維を含む．
	皮質の構成	表層側から，分子層，プルキンエ細胞層，顆粒層の3層構造となっている．
	小脳核	小脳髄質中にある細胞塊である． 歯状核：小脳髄質内にある小脳核の1つで，最大のもの． 小脳核にはそのほかに，栓状核，球状核，室頂核がある．

(12) 脊髄の主な構成

脊髄	脊髄の区分	頚髄，胸髄，腰髄，仙髄，尾髄に区分される．脊髄の下端は第1〜2腰椎の高さで，脊髄円錐となって終わる．それ以下の部分は，脊髄神経だけが脊柱管を通り，それを馬尾という．
	膨大部	頚髄と腰髄は膨らんで，頚膨大と腰膨大を形成する．
	脊髄神経の数	頚神経：8対，胸神経：12対，腰神経：5対，仙骨神経：5対，尾骨神経：1対
	白質と灰白質	表層の神経線維のみからなる部位を白質といい，深部の細胞を含む部位を灰白質という． 白質および灰白質は以下のように区分される．
		白質：前索，側索，後索　　灰白質：前角，後角，側角
		灰白質の側角：第1胸髄〜第2腰髄：交感神経系の神経細胞 　　　　　　　第2〜4仙髄：副交感神経仙骨部の神経細胞
	前根と後根	脊髄灰白質の前角には体性運動性の神経細胞が存在し，そこから伸びる線維が前根をとおる． 感覚性の神経細胞は脊髄神経節内にあり，その中枢枝が後根をとおる．したがって， 前根＝遠心性線維（運動神経線維，自律神経線維）のみ， 後根＝求心性線維（感覚神経線維）のみ ということになる．
	前枝と後枝	後枝は背部の筋を支配するとともに，それを貫いて皮下に出てその付近の知覚性の線維となる．前枝はそれ以外の広い範囲の筋活動や知覚を司る．また，いずれにも自律神経の線維が含まれる．したがって，前枝，後枝ともに，遠心性，求心性の両線維を含む．

(13) 反射路

反射路		
	求心性線維からの情報が後根から灰白質の後角に入り，後角の神経細胞（介在ニューロン）に伝えられる．その刺激はすぐに遠心性細胞に伝えられ，筋収縮や腺分泌が行われる．このように，意志に関わりなく，脊髄でのみ外的刺激に対して反応を示す神経回路を反射路という．	
	反射中枢	求心性神経からの情報が遠心性神経に伝えられる部位を反射中枢といい，介在ニューロンがその役を担う．
	反射の例	膝蓋腱反射，アキレス腱反射，挙睾筋反射，角膜反射，対光反射（瞳孔反射）

（14）上行性伝導路①

体性感覚 / 温度覚・痛覚	脊髄視床路	＜体幹や四肢からの感覚情報の伝導路＞ 一次ニューロン：脊髄神経節細胞（中枢枝が脊髄後角に終わる） 二次ニューロン：後角細胞（神経線維が反対側へいき，側索の脊髄視床路を上行し，視床に至る． 三次ニューロン：視床の細胞（神経線維が内包をとおって，大脳皮質の感覚野へ行く）
体性感覚 / 温度覚・痛覚	三叉神経視床路	＜顔面からの感覚情報の伝導路＞ 一次ニューロン：三叉神経節の細胞（中枢枝が三叉神経主知覚核や脊髄路核に終わる） 二次ニューロン：三叉神経主知覚核・脊髄路核の神経細胞（神経線維が反対側へ行き，脊髄視床路を上行する） 三次ニューロン：視床の細胞（神経線維が内包をとおって，大脳皮質の感覚野へ行く）
体性感覚 / 触覚・深部知覚	後索路	＜体幹，四肢の触覚や意識に上る深部知覚の伝導路＞ ・感覚受容器：筋紡錘，腱器官 ・深部知覚とは，関節の位置覚，運動覚，振動覚である． 一次ニューロン：脊髄神経節細胞（中枢枝が脊髄後索を上行（後索路）し，延髄の後索核に終わる） 二次ニューロン：後索核の細胞（神経線維が延髄の毛帯交叉で反対側へいき，延髄から中脳につづく内側毛帯を上行し，視床に至る．） 三次ニューロン：視床の細胞（神経線維が内包をとおって，大脳皮質の感覚野へ行く） ・顔面からの同様な感覚情報は三叉神経を経由し，内側毛帯を上行する．

(15) 上行性伝導路②

視覚路	感覚受容細胞：網膜の杆状体・錐状体細胞 一次ニューロン：双極細胞 二次ニューロン：視神経細胞（この神経線維→視神経─（視交叉を経て）→視索となり，視床の外側膝状体に至る） 三次ニューロン：外側膝状体の細胞（神経線維が内包を放射状に伸び，後頭葉の鳥距溝付近の視覚野に至る） ・二次ニューロンの神経線維の中には，外側膝状体を通らずに中脳上丘に至り，その中の動眼神経副核に終わるものがある．動眼神経副核に始まる線維は毛様体神経節でさらにニューロンをかえ，そこからの神経線維は毛様体筋と瞳孔括約筋を支配する（対光反射または瞳孔反射）．
聴覚路	感覚受容細胞：蝸牛管のコルチ器にある有毛細胞 一次ニューロン：蝸牛内のラセン神経節の細胞（神経線維（蝸牛神経と呼ばれる）が蝸牛神経核に終わる） 二次ニューロン：蝸牛神経核の細胞（神経線維が大部分は交叉して，上オリーブ核（台形体）でニューロンを交代する．その後，外側毛帯を上行して，下丘と内側膝状体で再びニューロンを変える）（下丘と内側膝状体を第一次聴覚中枢という） 三次ニューロン：内側膝状体の細胞（神経線維が内包をとおり，上側頭回上面の聴覚野に終わる）
平衡覚の伝導路	感覚受容細胞：半規管膨大部の有毛細胞，卵形嚢・球形嚢の平衡斑の有毛細胞 一次ニューロン：前庭神経節の細胞（神経線維（前庭神経）が，橋・延髄の前庭神経核に至る） 二次ニューロン：前庭神経核の細胞（神経線維が下小脳脚を経て，小脳皮質に入る．その後，いくつかのニューロンを代えながら，小脳皮質の細胞→小脳核→上小脳脚→中脳の赤核→大脳皮質へと進む）

(16) 上行性伝導路③

味覚の伝導路	感覚受容細胞：舌体と舌根の味蕾の味細胞 一次ニューロン：（舌体から）鼓索神経（顔面神経）＝膝神経節の細胞 　　　　　　　（舌根から）舌咽神経＝上・下神経節の細胞 　　　　　　　（これらの線維が延髄・脊髄上部の弧束核へ至る） 二次ニューロン（仮説）：弧束核の細胞（神経線維が視床へいく） 三次ニューロン（仮説）：視床の細胞（頭頂葉下方の味覚野に達する）
嗅覚の伝導路	感覚受容細胞：鼻腔上部の嗅細胞 一次ニューロン：嗅細胞（この細胞の神経突起が嗅神経をつくり，嗅球に至る） 二次ニューロン：嗅球の細胞（この神経線維が側頭葉内側面前方にある嗅覚野に至る．嗅覚路だけが視床を経由しない）

(17) 下行性伝導路

	運動野から出る随意運動の伝導路.	
錐体路	皮質核路	<脳神経を介した運動性線維の伝導路> この伝導路には，①大脳皮質運動野の神経細胞 　　　　　　　　　②脳神経核の運動神経細胞 　　　　　　　　　が関わる.
		大脳皮質運動野の神経細胞の突起→大脳髄質の放線冠→内包→中脳大脳脚・橋腹側部・延髄錐体（この間に交叉して脳神経核に線維を送る）
	皮質脊髄路	<脊髄神経を介した運動性線維の伝導路> この伝導路には，①大脳皮質運動野の神経細胞 　　　　　　　　　②脊髄前角の運動神経細胞 　　　　　　　　　が関わる.
		大脳皮質運動野の神経細胞の突起→大脳髄質の放線冠→内包→中脳大脳脚→橋腹側部→延髄錐体（大部分が左右交叉）─（脊髄側索の外側皮質脊髄路）→脊髄前角でニューロンを交代→効果器（骨格筋）
		・錐体で交叉しない一部の線維は，脊髄前索の前皮質脊髄路をとおる. 　これは頸膨大部か胸髄で消失する.
錐体外路		錐体路以外の体性運動性伝導路で，姿勢の制御や随意運動の円滑化に関与する.
	中継核	大脳：皮質，視床，大脳核 中脳：視蓋（＝上丘），黒質，赤核，網様体 延髄：オリーブ核，前庭神経核，網様体 小脳
	錐体路の例	赤核脊髄路，小脳赤核路，皮質赤核路，小脳赤核脊髄路，小脳視床路，皮質橋小脳路，網様体脊髄路，前庭脊髄路，オリーブ小脳路，赤核オリーブ路，オリーブ脊髄路 （赤字部分の語句が，錐体外路の中継核を示す）

(18) 脳神経①

		通過する孔	神経の分類	分布	関連する神経節
1	嗅神経	篩骨篩板の小孔	感覚性	鼻腔上部の嗅上皮	
2	視神経	蝶形骨小翼基部の視神経管	感覚性	網膜	
3	動眼神経	上眼窩裂	運動性	上直筋，下直筋，下斜筋，内側直筋，上眼瞼挙筋	
			副交感性	毛様体筋，瞳孔括約筋	毛様体神経節
4	滑車神経	上眼窩裂	純運動性	上斜筋	
5	三叉神経	眼神経 / 上眼窩裂	感覚性	眼球，眼窩内，前額部の皮膚，鼻粘膜	
		上顎神経 / 正円孔・下眼窩裂	感覚性	上顎の歯・歯肉，上顎部と頬部の皮膚，鼻粘膜，口蓋粘膜（前方）	
		下顎神経 / 卵円孔	感覚性	下顎の歯・歯肉，側頭部・下顎部の皮膚，頬粘膜，舌体（知覚）	
			運動性	咀嚼筋（4筋）・顎二腹筋前腹，顎舌骨筋	
6	外転神経	上眼窩裂	純運動性	外側直筋	

(19) 脳神経②

	脳神経	通過する孔	神経の分類	分布	関連する神経節
7	顔面神経	内耳孔	運動性	（茎乳突孔を通って，顔面に出る）表情筋，顎二腹筋後腹，オトガイ舌骨筋，アブミ骨筋	
			副交感性	涙腺，口蓋腺，鼻腺	翼口蓋神経節
				顎下腺，舌下腺	顎下神経節
			感覚性（味覚）	（鼓索神経）舌体（味覚）	
8	内耳神経（蝸牛神経 前庭神経）	内耳孔	感覚性	蝸牛（聴覚）	ラセン神経節
				半規管・前庭（平衡覚）	前庭神経節
9	舌咽神経	頸静脈孔	運動性	咽頭筋	
			副交感性	耳下腺	耳神経節
			感覚性（味覚）	舌根（味覚・知覚）	上・下神経節
				頸動脈小体（血中 CO_2, O_2 の化学受容器）頸動脈洞（血圧の受容器）	

(20) 脳神経③

		通過する孔	神経の分類	分　　布	関連する神経節
10	迷走神経	頚静脈孔	運動性	咽頭筋 喉頭筋（反回神経） 右の反回神経は右鎖骨下動脈の下から後方に回り込んで咽頭にまで上行する． 左の反回神経は大動脈弓の下から後方に回り込んで咽頭まで上行する．	
			副交感	咽頭，喉頭，気管，肺，心臓，食道～横行結腸 （下行結腸以下は副交感神経仙骨部） 肝臓，膵臓，脾臓，腎臓	器官内またはその近くで節後線維に交代する
			感覚性	喉頭，胸部・腹部の内臓，心臓，頚動脈小体，大動脈弓	上神経節・下神経節
11	副神経	頚静脈孔	純運動性	胸鎖乳突筋，僧帽筋 （頚神経前枝との二重神経支配）	
12	舌下神経	舌下神経管	純運動性	内舌筋，外舌筋	

(21) 脊髄神経の主な支配領域と神経叢の形成

脊髄神経の数	頚神経：8対，胸神経：12対，腰神経：5対，仙骨神経：5対，尾骨神経：1対	
構成		支配領域	
	前枝	＜広い範囲＞後枝の支配領域以外の頚部・体幹・四肢の筋や皮膚など	後枝より発達していて，神経叢を形成する．頚神経叢，腕神経叢，腰神経叢，仙骨神経叢（胸神経前枝は，神経叢をつくらず，肋間神経となる）
	後枝	＜狭い範囲＞主に後頭下筋，深背筋第2層それらの表面の皮膚	大後頭神経：第2頚神経後枝のことで，前枝より発達している．（第1頚神経後枝：後頭下神経，第3頚神経後枝：第3後頭神経）

(22) 頚神経叢

	神経		分布
皮枝	小後頭神経	C2〜3	後頭部の皮膚で，大後頭神経と大耳介神経の支配領域の間．
	大耳介神経	C3〜4	耳介の後方の皮膚．
	頚横神経	C3	前頚部の皮膚．
	鎖骨上神経	C3〜4	側頚部〜胸部前面上部の皮膚．
筋枝	頚神経ワナ	上根：C1〜2 下根：C2〜3	舌骨下筋（胸骨舌骨筋，甲状舌骨筋，胸骨甲状筋，肩甲舌骨筋）（舌骨上筋：C1の線維が舌下神経に入る）
	横隔神経	C3〜5	横隔膜
	筋枝		胸鎖乳突筋，僧帽筋，斜角筋群（前・中・後斜角筋），椎前筋群（前頭直筋，外側頭直筋，頭長筋，頚長筋）

(23) 腕神経叢①

神経幹	鎖骨下動脈とともに斜角筋隙を通過し，外側・内側・後神経束へとつづく． C5・6→上神経幹，C7→中神経幹，C8・T1→下神経幹		
	神　経		分　　布
鎖骨上部	肩甲背神経	C5	肩甲挙筋，小・大菱形筋
	長胸神経	C5～7	前鋸筋
	鎖骨下筋神経	C5	鎖骨下筋
	肩甲上神経	C5～6	棘上筋，棘下筋
	肩甲下神経	C5～7	肩甲下筋，大円筋
	胸背神経	C5～8	広背筋
	筋　枝		中・後斜角筋，頸長筋
鎖骨下部	筋枝	内側胸筋神経	C8, T1	大胸筋，小胸筋
		外側胸筋神経	C5～7	大胸筋
		筋皮神経	C5～7	烏口腕筋，上腕筋，上腕二頭筋 （烏口腕筋を貫き，上腕二頭筋・上腕筋の間をとおる）
		正中神経	C5～T1	前腕屈筋，母指球筋，中手筋の一部 （上腕の内側二頭筋溝に沿って下行する．前腕では浅・深指屈筋の間を下行し，手根管の中をとおる）
		尺骨神経	C7～T1	前腕屈筋の一部，小指球筋，中手筋 （上腕の内側で屈筋と伸筋の間（内側二頭筋溝）をとおり，上腕骨内側上顆の後面をとおる）
		橈骨神経	C5～T1	上腕・前腕の伸筋の全て （上腕の背面に沿って下行する）
		腋窩神経	C5～7	三角筋，小円筋

(24) 腕神経叢②

		神　経		分　布
鎖骨下部	皮枝	外側前腕皮神経	C5～7	前腕掌側外側部分の皮膚（筋皮神経の末端部）
		内側上腕皮神経	C8～T1	上腕内側の皮膚
		内側前腕皮神経	C8～T1	前腕内側の皮膚
		正中神経掌枝	C8～T1	掌側手関節の母指側の皮膚（正中神経の末端部）
		総掌側指神経	C7～T1	掌側の皮膚のうち，母指から薬指の橈側半（正中神経の末端部）
		後上腕皮神経	C5～T1	上腕・前腕の伸側の皮膚
		下外側上腕皮神経	C5～T1	上腕外側下半の皮膚（橈骨神経の末端部）
		後前腕皮神経	C5～T1	上腕下部・前腕背側の皮膚（橈骨神経の末端部）
		背側指神経	C5～T1	中指中央より橈側にある指の背側の皮膚（橈骨神経の末端部）
		上外側上腕皮神経	C5～7	上腕上部の外側・背側の皮膚（腋窩神経の末端部）

手の皮枝の分布範囲

	橈側の支配神経	境界部	尺側の支配神経	備　考
手背側	橈骨神経	第3指中央部	尺骨神経	第2・3指の中・末節部分と第4指橈側の中・末節部分は，正中神経によって支配される．
手掌側	正中神経	第4指中央部	尺骨神経	

(25) 腰神経叢

神　経				分　　布		
腸骨下腹神経	T12〜L1	筋　枝		錐体筋, 側腹筋 (外腹斜筋, 内腹斜筋, 腹横筋)		
		皮　枝		骨盤部外側面・下腹部の皮膚 (外側皮枝・前皮枝)		
腸骨鼠径神経	L1	筋　枝		側腹筋 (内腹斜筋, 腹横筋)		
		皮　枝		陰嚢・陰唇の皮膚 (前陰嚢神経・前陰唇神経)		
陰部大腿神経	L1〜2	大腿枝		大腿前面上部の皮膚		
		陰部枝	筋枝	男性：精巣挙筋		
			皮枝	男性：陰嚢, 精巣白膜		
				女性：陰唇・大腿外側面の皮膚		
外側大腿皮神経	L2〜3	皮　枝		大腿外側の皮膚		
閉鎖神経	L2〜4	筋　枝		内転筋群 (長・短・大内転筋, 薄筋, 外閉鎖筋)		
		皮　枝		大腿内側の皮膚		
大腿神経	腸腰筋とともに, 筋裂孔を通過する					
	L1〜4	筋　枝		腸腰筋, 縫工筋, 大腿四頭筋, 膝関節筋		
		皮　枝		大腿前面の皮膚 (前皮枝) 伏在神経：下腿・足背の内側の皮膚		
その他の筋枝				腰方形筋		

(26) 仙骨神経叢①

神経			分　　布	経過中にとおる孔
上殿神経	L4〜S1	筋枝	中・小殿筋，大腿筋膜張筋	大坐骨孔，梨状筋上孔
下殿神経	L5〜S2	筋枝	大殿筋	大坐骨孔，梨状筋下孔
後大腿皮神経	S1〜3	皮枝	大腿・膝関節の後面の皮膚，殿部・会陰の皮膚	大坐骨孔，梨状筋下孔
坐骨神経	L4〜S3		坐骨神経 → （坐骨神経脛骨神経部） → 大腿二頭筋短頭以外の大腿屈筋 ↓ 膝窩の上方 → 脛骨神経 → 内側足底神経／外側足底神経 → 総腓骨神経 → 浅腓骨神経／深腓骨神経 → 腓腹神経	大坐骨孔，梨状筋下孔
脛骨神経		筋枝	下腿屈筋	
内側足底神経		筋枝	母指球筋，中足筋の一部	
		皮枝	足底内側の皮膚（固有底側指神経）	
外側足底神経		筋枝	小指球筋，中足筋	
		皮枝	足底外側の皮膚	
浅腓骨神経		筋枝	長・短腓骨筋	
		皮枝	足背の皮膚（内側・中間足背皮神経）	
深腓骨神経		筋枝	下腿伸筋，足背の伸筋	
		皮枝	母指の背外側面・第2指の背内側面の皮膚	
腓腹神経		皮枝	足背・足底の外側縁の皮膚	

(27) 仙骨神経叢②と尾骨神経

神　経				分　布		経過中にとおる孔
陰部神経	S2～S4	下直腸神経	筋枝	外肛門括約筋		大坐骨孔,小坐骨孔
			皮枝	肛門周囲の皮膚		
		会陰神経	筋枝	尿道括約筋		
			皮枝	会陰，陰嚢（陰唇）の皮膚		
		陰茎背神経陰核背神経	皮枝	陰茎，陰茎亀頭・包皮の皮膚		
尾骨神経			皮枝	尾骨付近の皮膚		

(28) 自律神経の特徴

自律神経系	機能：平滑筋と心筋の活動と，腺分泌を調節						
		節前ニューロン			節後ニューロン		
		細胞体の存在部位	軸索	伝達物質	細胞体の存在部位	軸索	伝達物質
	交感神経	T1～L2	短い	アセチルコリン	交感神経幹神経節	長い	ノルアドレナリン
	副交感神経	脳幹，仙髄（S2～4）	長い	アセチルコリン	効果器付近の神経節	短い	アセチルコリン

(29) 自律神経の構成

自律神経	交感神経	全身の血管や汗腺，立毛筋を支配するものは： 節前線維—（白交通枝）→交感神経幹神経節でニューロン交代— （灰白交通枝）→節後線維
		交感神経幹は上方に伸びて上・中・下頸神経節をつくる． 内・外頸動脈神経，心臓神経，大・小内臓神経などが含まれる．
	副交感神経	脳幹から始まるもの：動眼神経，顔面神経，舌咽神経，迷走神経 これらに関連する神経節として，毛様体神経節，翼口蓋神経節，耳神経節，顎下神経節がある． 仙髄から始まるもの：骨盤内臓神経

(30) 交感神経の構成

分布先	節前ニューロンの存在部位	ニューロンの交代部位				
頭頸部・胸部の内臓	T1〜T5	幹神経節	節前線維―（白交通枝）→（幹神経節で交代）→独自の線維で効果器			
			効果器：涙腺，唾液腺，食道，気管，肺，心臓（心臓神経）			
全身の血管・皮膚	T1〜L2	幹神経節	節前線維―（白交通枝）→（幹神経節で交代）―（灰白交通枝）→脊髄神経に合流→全身			
			全身の血管の筋層，汗腺，立毛筋			
腹部内臓・骨盤内臓	T5〜L2	腹腔・骨盤腔の交感神経節で交代（幹神経節ではない）	節前線維―（白交通枝）→（幹神経節を素通り）→（腹腔や骨盤腔の交感神経節で交代）―（節後線維）→腹部内臓			
				節前線維	交代部位	効果器
				T5〜T12	大・小内臓神経	腹腔神経節または上腸間膜動脈神経節	胃，小腸〜横行結腸，肝，膵，脾，腎臓（副腎髄質へは節前線維が侵入）
				L1〜L2		下腸間膜動脈神経節	下行結腸〜直腸，膀胱，生殖器

(31) 副交感神経の構成

		起始核	節前線維	神経節	効果器
脳部	動眼神経	動眼神経副核（中脳）		毛様体神経節	毛様体筋，瞳孔括約筋
脳部	顔面神経	上唾液核（橋）	大錐体神経	翼口蓋神経節	涙腺，口蓋腺，鼻腺
脳部	顔面神経	上唾液核（橋）	鼓索神経	顎下神経節	顎下腺，舌下腺
脳部	舌咽神経	下唾液核（延髄）	小錐体神経	耳神経節	耳下腺
脳部	迷走神経	疑核，迷走神経背側核		効果器内または，その近くの神経節	胸部内臓：食道，心臓，気管，肺 腹部内臓：胃，小腸～横行結腸，肝，膵，脾，腎 （腸管の蠕動運動に関わるマイスネルの粘膜下神経叢，アウエルバッハの筋層間神経叢は，交感・副交感神経の二重支配）
仙骨部	骨盤内臓神経	S2～4の側角			下行結腸～直腸，膀胱，生殖器

(32) 皮膚の構造

	組織構造		組織の構成	存在する神経終末
皮膚	表皮	重層扁平上皮	表面側から角質層（細胞内にケラチンを含む），淡明層，顆粒層，有棘層，基底層（基底層にメラニン細胞）	自由神経終末：痛覚・温度覚 メルケル触覚円板：触覚
	真皮	密性結合組織	コラーゲン線維 線維芽細胞，脂肪細胞，肥満細胞 マクロファージ，リンパ球	マイスネル小体：触覚 （真皮乳頭に存在する）
	皮下組織	疎性結合組織		ファーテル・パチニ小体：圧覚 これは関節の滑液膜にも存在
爪	・角質器で，皮膚内の爪根と，露出した爪体からなり，爪基部の白い部分を半月という．			
脂腺	脂腺	毛包に分泌	ほぼ全身だが，手掌と足底にはない．	
	独立脂腺	毛包以外の部位に分泌	口唇，肛門，乳輪，陰茎，亀頭に存在 （毛のない部位）	
汗腺	小汗腺（エックリン汗腺）		全身の皮膚に分布．分泌部は真皮または皮下組織内に存在	
	大汗腺（アポクリン汗腺）		外耳道，腋窩，乳輪，陰部，肛門周囲に存在	
乳腺	・乳腺は，乳房提靱帯により10数個の乳腺葉に分けられる． ・各腺葉から出る乳管が乳管洞を経て乳頭に開口する． ・乳輪・乳頭はメラニン色素が沈着し，分泌物には脂肪やカゼインが含まれる． ・思春期：下垂体前葉ホルモン（乳腺刺激ホルモン）が分泌→乳腺発達 ・授乳期：乳頭の吸引刺激→オキシトシン分泌→乳腺平滑筋収縮→乳汁分泌			

(33) 眼球の構造

線維膜	前方 1/6	角膜：外側から角膜上皮＋角膜固有層＋角膜内皮，血管供給なく，O_2供給は表面から行う．自由神経終末が存在する．		
	後方 5/6	強膜：白目の部分で，角膜との移行部に強膜静脈洞（シュレム管）がある．		
血管膜（ブドウ膜）	虹彩	・虹彩の中心部を瞳孔といい，その大きさは虹彩の瞳孔括約筋，瞳孔散大筋で調節する． ・角膜と虹彩の間を前眼房といい，虹彩と水晶体の間を後眼房という．		
	毛様体	・毛様体小帯（チン小帯）が水晶体（レンズ）にまで伸びる． ・毛様体筋：収縮→レンズ厚くなる→焦点は近い 　　　　　　弛緩→レンズ薄くなる→焦点は遠い ・眼房水は毛様体上皮が産生し，強膜静脈洞から吸収される．		
	脈絡膜	虹彩・毛様体以外の部位に存在し，血管とメラニン細胞が豊富		
内膜	網膜盲部	虹彩・毛様体を覆う部位．光を感知する細胞なし．		
	網膜視部の構成	眼球の表面側から，色素上皮細胞層，視細胞層，双極細胞層，視神経細胞層		
		色素上皮細胞層		
		視細胞層	感覚受容器：杆状体細胞（明るさを感知），錐状体細胞（色を感知）	
		双極細胞層	視覚伝導路の第一次ニューロン	
		視神経細胞層	視覚伝導路の第二次ニューロン，この線維が視神経・視索を形成する．	
	黄斑	眼球後極のやや外側の部分．		
	中心窩	黄斑の中心部で，錐状体細胞の密度が高く視力もよい．		
	視神経円板	視神経乳頭ともいい，視神経が眼球から出る部位で，視覚の盲点．		
眼球付属器	眼瞼	表面：皮膚，裏面：眼瞼結膜（これは結膜円蓋で，眼結膜に移行）		
	瞼板腺	眼瞼内部の硬い結合組織を瞼板といい，その中の脂腺を瞼板腺（マイボーム腺）という．		
涙のとおる経路		・涙腺は眼窩外側部上方の涙嚢窩に位置し，そこから涙が分泌される． ・涙のとおる経路：内眼角の小孔→涙小管→涙嚢→鼻涙管→下鼻道．		

（34）平衡・聴覚器の構造

			備　　考
外耳	壁の構成：外側1/3：軟骨 　　　　　内側2/3：骨		耳道腺（アポクリン汗腺）が耳垢の成分を分泌
中耳	鼓室 ＋ 耳管（耳管咽頭口で咽頭に開口）		耳小骨：鼓膜側から ツチ骨→キヌタ骨→アブミ骨 （ツチ骨：鼓膜張筋，アブミ骨：アブミ骨筋がつく，アブミ骨の振動が前庭窓を介して内耳に伝えられる．）

内耳

前庭窓と蝸牛窓で，中耳と内耳が連絡する．
側頭骨錐体の中の骨迷路とその中の膜迷路からなる．骨迷路と膜迷路の間には外リンパがあり，膜迷路の中に内リンパが存在する．膜迷路の有毛細胞が内リンパの動きを，平衡覚・聴覚として感知する．

		感知する部位	感知する感覚	備　　考
半規管		膨大部の有毛細胞	回転 （角速度）	・有毛細胞からの情報は，前庭神経節細胞の末梢枝から中枢枝（前庭神経）へと伝えられ，橋・延髄の前庭神経核に至る． ・平衡斑の有毛細胞の先端は，平衡砂というゼリー状物質に埋まっている．
前庭	卵形嚢	平衡斑の有毛細胞	重力 加速度	
	球形嚢			
蝸牛	前庭階			前庭窓につづき，外リンパが存在
	蝸牛管	コルチ器（ラセン器）の有毛細胞	聴覚	・有毛細胞からの情報は，ラセン神経節細胞の末梢枝から中枢枝（蝸牛神経）に伝わる． ・蝸牛管の中に内リンパが存在． ・高い音は蝸牛管の底部で感知し，低い音は蝸牛管の頂部で感知される．
	鼓室階			外リンパが存在し，蝸牛窓につづく．

・外リンパの振動の伝わり方：前庭窓→前庭階―（蝸牛頂部）→鼓室階→蝸牛窓→鼓室（ここで消失）
・外リンパの振動が伝わっていく間に，振動が蝸牛管の内リンパに伝えられ，コルチ器の有毛細胞が音として感知する．

B. 学力養成編

チェック欄	問題		正解
(1) 神経系の基礎に関する問題			
	問1.	中枢神経系を構成する細胞はなにか（2つ）？	神経細胞，神経膠（グリア）細胞
	問2.	末梢神経を構成する細胞はなにか（3つ）？	神経細胞，シュワン細胞，外套細胞
	問3.	興奮を他の神経細胞に伝えるのは，樹状突起か，軸索か？	軸索
	問4.	中枢および末梢神経で髄鞘（ミエリン鞘）を形成する細胞はなにか？	中枢：グリア細胞 　　　（希突起膠細胞） 末梢：シュワン細胞
	問5.	髄鞘と髄鞘の間をなんというか？	ランビエの絞輪
	問6.	中枢神経系で神経細胞体が集まったところをなんというか？	灰白質
	問7.	中枢神経系で有髄神経線維が集まったところをなんというか？	白質
	問8	中枢神経系の白質内にある神経細胞体の集団をなんというか？	核
	問9.	末梢神経系内における神経細胞体の集団をなんというか？	神経節
	問10.	脳幹に含まれるものはなにか（3つ）？	中脳，橋，延髄 【解説】脳幹に大脳核や間脳を含める場合もある．
	問11.	側脳室から延髄の中心管までの脳室系を順番に示せ．	側脳室→第3脳室→中脳水道→第4脳室→中心管
	問12.	側脳室と第3脳室との間にある孔はなにか？	室間孔 【解説】室間孔は左右の側脳室と第3脳室を連絡する孔であるため，これも左右一対ある．

チェック欄	問題	正解
	問 13. 脳室系の中で対をなすものはなにか？	側脳室
	問 14. 第4脳室とクモ膜下腔とを交通する孔はなにか（2つ）？（脳脊髄液はどこからクモ膜下腔に出るか）	第4脳室正中口，第4脳室外側口 【解説】外側口は左右に一対あるため，正中口を合わせて出口は3箇所となる．
	問 15. 脳脊髄液を生産する脈絡叢はどこに存在するか（3つ）？	側脳室，第3脳室，第4脳室
	問 16. 大脳縦裂内に入る硬膜をなんというか？	大脳鎌
	問 17. 大脳と小脳の間に入る硬膜をなんというか？	小脳テント
	問 18. 硬膜静脈洞は頚静脈孔を通過した後，なににつづくか？	内頚静脈
	問 19. クモ膜下腔内に入った脳脊髄液は，どこから静脈内に戻されるか？	クモ膜顆粒 【解説】側脳室，第3脳室，第4脳室の脈絡叢の血液から抽出された脳脊髄液は，クモ膜下顆粒を介して，硬膜内の静脈に戻される．
	問 20. 脳と脊髄を覆う3層の髄膜とはなにか？	脳表面に近い方から順番に，軟膜，クモ膜，硬膜

(2) 脳に関する問題

チェック欄	問題	正解
	問 1. 前頭葉と頭頂葉の間の溝をなんというか？	中心溝
	問 2. 前頭葉・頭頂葉と側頭葉の間にある溝をなんというか？	外側溝
	問 3. 頭頂葉と後頭葉との間にある溝をなんというか？	頭頂後頭溝
	問 4. 運動野（中心前回），運動性言語野（ブローカ中枢）はどこか？	前頭葉

5. 神経・感覚器系

チェック欄	問　題	正　解
	問 5. 運動野から出る随意運動の伝導路をなんというか？	錐体路
	問 6. 体性感覚野（中心後回），味覚野はどこに存在するか？	頭頂葉
	問 7. 聴覚野（横側頭回），感覚性言語野（ウェルニッケ中枢），嗅覚野はどこに存在するか？	側頭葉
	問 8. 視覚野はどこに存在するか？	後頭葉の鳥距溝付近
	問 9. 大脳辺縁系にはなにが含まれるか（4つまたは5つ）？	帯状回，海馬旁回，海馬，扁桃体，（嗅球）
	問 10. 同一脳半球内を連絡する神経線維をなんというか？	連合線維
	問 11. 左右の脳半球間を連絡する神経線維をなんというか？	交連線維
	問 12. 大脳皮質と脳幹，脊髄を結ぶ神経線維をなんというか？	投射線維
	問 13. 左右の脳半球を連絡する強大な交連線維はなにか？	脳梁
	問 14. 大脳核と視床に囲まれた部分で，錐体路と感覚伝導路がとおるところをなんというか？	内包
	問 15. 大脳核はどのようなもので構成されているか（4つ）？	尾状核，被殻，淡蒼球 【解説】被殻の外側の前障を含めれば4つ．
	問 16. レンズ核にはなにが含まれるか（2つ）？	被殻＋淡蒼球
	問 17. 線条体にはなにが含まれるか（2つ）？	尾状核＋被殻
	問 18. 大脳核とはなにか？	錐体外路の運動中枢であり，骨格筋の緊張状態の調節を行う．
	問 19. 間脳にはなにが含まれるか（2つ）？	視床＋視床下部

チェック欄	問題	正解
	問20. 視床のはたらきはなにか（3つ）？	①嗅覚以外の全ての感覚伝導路の中継核 ②運動系の中継核（小脳・大脳核→大脳皮質運動野） ③意識水準の調節（中脳・橋・延髄の網様体→大脳皮質）
	問21. 視床下部の働きはなにか（2つ）？	①摂食，飲水，体温調節，性行動などの自律神経反応を伴う機能を調節する． ②下垂体ホルモンの分泌調節
	問22. 視床にある視覚伝導路の中継核はなにか？	外側膝状体
	問23. 視床にある聴覚伝導路の中継核はなにか？	内側膝状体
	問24. 視床の後上部にある内分泌系はなにか？	松果体
	問25. 中脳を大きく3つに区分すると，それぞれはなんというか？	背側から順番に中脳蓋，被蓋，大脳脚
	問26. 中脳蓋は別名なんと呼ばれるか？	四丘体
	問27. 中脳にある視覚の反射中枢はなにか？	上丘（視蓋） 【解説】外側膝状体→上丘→毛様体神経節→毛様体筋，瞳孔括約筋という経路をとる．
	問28. 中脳にある聴覚の反射中枢はなにか？	下丘
	問29. 中脳にある脳神経核はなにか？	動眼神経核，滑車神経核
	問30. 被蓋にある錐体外路の中継核はなにか？	赤核，黒質
	問31. 大脳脚はなにがとおるか？	錐体路の神経線維
	問32. 橋にある神経核はどのような脳神経に関わるか（4つ）？	三叉神経，外転神経，顔面神経，内耳神経

チェック欄	問　題	正　解
	問33. 大脳皮質と小脳半球との伝導路の中継核はなにか？	橋核
	問34. 延髄ある神経核はどのような脳神経に関わるか（3つ）？	舌咽神経，迷走神経，舌下神経
	問35. 延髄にある錐体外路系の中継核をなんというか？	オリーブ核
	問36. 延髄にある触覚と深部知覚の中継核をなんというか？	後索核 【解説】後索核には，内側の薄束核と外側の楔状束核がある．薄束核は下半身から線維を受け，楔状束核は頭頸部を除く上半身からの線維を受ける．
	問37. 網様体はどこに存在するか？	中脳，橋，延髄
	問38. 血管運動中枢と呼吸中枢はどこに存在するか？	延髄の網様体
	問39. 小脳皮質の層構造を示せ．	表層側から，分子層，プルキンエ細胞層，顆粒層
	問40. 小脳髄質にはなにがあるか？	小脳核 【解説】歯状核が最も大きく，その他に栓状核，球状核，室頂核がある．
(3) 脊髄に関する問題		
	問1. 脊髄の膨大部が見られるのはどこか？	頚髄，腰髄 【解説】それぞれ，頚膨大，腰膨大という．
	問2. 脊髄神経の前根，後根，前枝，後枝のうち，求心性線維のみからなるのはどれか？	後根
	問3. 脊髄神経の前根，後根，前枝，後枝のうち，遠心性線維のみからなるのはどれか？	前根

チェック欄	問題	正解
	問4. 脊髄神経の前根，後根，前枝，後枝のうち，運動神経が含まれないものはどれか？	後根
	問5. 運動神経細胞が存在するのは，脊髄灰白質の中のどこか？	前角
	問6. 求心性神経線維は，脊髄灰白質のどこの神経細胞が受けるか？	後角
	問7. 第1胸髄～第2腰髄の脊髄側角にある神経細胞はなにか？	交感神経系の神経細胞
	問8. 第2～4仙髄の脊髄側角に存在する神経細胞はなにか？	副交感神経仙骨部の神経細胞
	問9. 上行性（感覚性）伝導路にはどのようなものがあるか（8つ）？	脊髄視床路，三叉神経視床路，後索路，視覚路，聴覚・平衡覚路，味覚路，嗅覚路
	問10. 下行性（運動性）伝導路にはどのようなものがあるか？（まず，自律神経を除いて，錐体路と錐体外路の2つに大きく分類する）	錐体路：皮質核路，皮質脊髄路 錐体外路：赤核脊髄路，網様体脊髄路，前庭脊髄路，皮質赤核路，小脳赤核路，小脳赤核脊髄路，小脳視床路，皮質橋小脳路，赤核オリーブ路，オリーブ小脳路，オリーブ脊髄路
	問11. 温度覚・痛覚の伝導路はなにか？	頭頸部：三叉神経視床路 頭頸部以外：脊髄視床路
	問12. 四肢の触覚・深部知覚の伝導路はなにか？	後索路
	問13. 四肢の触覚・深部知覚に関係する延髄下部の中継核はなにか？	後索核（薄束核，楔状束核）
	問14. 後索核から反対側に交叉して視床に向かう線維束はなにか？	内側毛帯

140 5. 神経・感覚器系

チェック欄	問　題	正　解
	問15. 中脳被蓋の上丘から出る副交感神経はなにを支配するか（2つ）？	瞳孔括約筋，毛様体筋 【解説】動眼神経の副交感線維は，これによって眼球に入る光の量と焦点を調節する．
	問16. 錐体路のとおる部位を示せ．	大脳髄質（放線冠）→内包→中脳の大脳脚→橋腹側部→延髄の錐体（錐体交叉）
	問17. 視床を通らない感覚性の伝導路はなにか？	嗅覚のみ

(4) 末梢神経に関する問題

チェック欄	問　題	正　解
	問1. 眼筋の運動に関する脳神経はなにか（3つ）？	動眼神経，滑車神経，外転神経
	問2. 上眼瞼挙筋の支配神経はなにか？	動眼神経
	問3. 脳神経で副交感線維を含むものはなにか（4つ）？	動眼神経，顔面神経，舌咽神経，迷走神経
	問4. 脳神経の中で運動性線維（遠心性線維）のみからなるものはなにか（4つ）？	滑車神経，外転神経，副神経，舌下神経
	問5. 脳神経の中で感覚線維（求心性線維）のみからなるものはなにか（3つ）？	嗅神経，視神経，内耳神経
	問6. 咀嚼筋を支配する神経はなにか？	下顎神経
	問7. 上顎および下顎の歯の知覚に関係する神経はなにか（2つ）？	上顎神経，下顎神経
	問8. 毛様体筋と瞳孔括約筋の支配神経はなにか？	動眼神経
	問9. 眼筋とその支配神経にはどのようなものがあるか？	動眼神経支配：上直筋，下直筋，内側直筋，下斜筋 外転神経支配：外側直筋 滑車神経支配：上斜筋 【解説】動眼神経支配の筋には，上眼瞼挙筋もある．

チェック欄	問題	正解
	問10. 咽頭筋の支配神経はなにか？	舌咽神経，迷走神経
	問11. 反回神経はどの脳神経の枝か？	迷走神経
	問12. 反回神経はなにを支配するか？	喉頭筋
	問13. 右の反回神経はなんという動脈を下から後方に回り込むのか？	右鎖骨下動脈
	問14. 左の反回神経はなんという動脈を下から後方に回り込むのか？	大動脈弓
	問15. 舌筋の支配神経はなにか？	舌下神経
	問16. 胸鎖乳突筋と僧帽筋の支配神経はなにか？	副神経，頚神経
	問17. 迷走神経は下部消化管のどこまで支配するか？	結腸前半部（横行結腸）まで【解説】下行結腸以下は，副交感神経仙骨部の支配による．
	問18. 顔面神経の副交感線維が支配するものはなにか（5つ）？	顎下腺，舌下腺，涙腺，口蓋腺，鼻腺
	問19. 頚動脈小体はなにを感知するか？	血中の酸素・二酸化炭素濃度を感知する（化学受容器）．
	問20. 頚動脈洞はなにを感知するか？	血圧の上昇を感知する．
	問21. 頚動脈小体，頚動脈洞および大動脈弓に分布する神経はなにか（2つ）？	舌咽・迷走神経の感覚線維
	問22. 嗅神経が鼻腔から頭蓋腔の中に入るのはどこか？	篩骨篩板の小孔【解説】篩板の直下が鼻腔となる．
	問23. 視神経が頭蓋の中に入るのはどこか？	視神経管（蝶形骨）
	問24. 上眼窩裂をとおる神経はなにか（4つ）？	動眼神経，滑車神経，眼神経，外転神経【解説】このほかに，眼窩からの静脈を受ける上眼静脈がとおる．

チェック欄	問題	正解
	問 25. 眼窩から下眼窩裂を通って頭蓋腔に入る神経はなにか？	上顎神経
	問 26. 正円孔をとおる脳神経はなにか？	上顎神経 【解説】上顎神経は正円孔→下眼窩裂をとおって眼窩に至る．
	問 27. 卵円孔をとおる神経はなにか？	下顎神経
	問 28. 内耳孔をとおる神経はなにか（2つ）？	顔面神経，内耳神経
	問 29. 茎乳突孔をとおる神経はなにか？	顔面神経
	問 30. 頚静脈孔をとおる神経はなにか（3つ）？	舌咽神経，迷走神経，副神経
	問 31. 舌咽神経の副交感線維が支配するものはなにか？	耳下腺
	問 32. 頚椎はいくつあるか？	7 個
	問 33. 頚神経は何対あるか？	8 対
	問 34. 神経叢を形成するのは脊髄神経の前枝か，後枝か？	前枝
	問 35. 脊髄神経のうち，後枝の方が発達しているのはなにか？	第 2 頚神経 【解説】これは，大後頭神経ともいう．
	問 36. 神経叢を作らない脊髄神経はどれか？	胸神経
	問 37. 頚神経叢の皮枝はなにか（4つ）？	小後頭神経，大耳介神経，頚横神経，鎖骨上神経
	問 38. 頚神経ワナはどの筋を支配するか？	舌骨下筋群
	問 39. 横隔膜を支配する神経はなにか？	横隔神経（頚神経叢の枝）

チェック欄	問題	正解
	問 40. 斜角筋隙をとおるものはなにか？	鎖骨下動脈 腕神経叢の各神経幹 【解説】鎖骨下静脈は前斜角筋の前方をとおる．すなわち，斜角筋隙はとおらない．
	問 41. 腕神経叢鎖骨上部の筋枝はなにか（6つ）？	肩甲背神経，長胸神経，鎖骨下筋神経，肩甲上神経，胸背神経，肩甲下神経
	問 42. 腕神経叢鎖骨下部の筋枝はなにか（7つ）？	内側・外側胸筋神経，筋皮神経，正中神経，尺骨神経，橈骨神経，腋窩神経
	問 43. 烏口腕筋を貫き，上腕二頭筋・上腕筋の間をとおる神経はなにか？	筋皮神経
	問 44. 前腕の浅指屈筋と深指屈筋の間を下行し，手根管の中をとおる神経はなにか？	正中神経
	問 45. 上腕の内側で屈筋と伸筋の間（内側二頭筋溝）をとおり，上腕骨内側上顆の後面をとおる神経はなにか？	尺骨神経
	問 46. 上腕の背面に沿って下行する神経はなにか？	橈骨神経
	問 47. 筋皮・正中・尺骨・橈骨神経のうち，C8とT1からの線維を含まないのはどれか？	筋皮神経 【解説】筋皮神経は上神経幹（C5, 6）と中神経幹（C7）が合わさってできている．
	問 48. 筋皮・正中・尺骨・橈骨神経のうち，C5, C6からの線維を含まないのはどれか？	尺骨神経 【解説】尺骨神経のほとんどは下神経幹（C8, T1）由来で，一部C7の線維が含まれる．しかし，C5, C6の線維は含まれない．

5. 神経・感覚器系

チェック欄	問　題	正　解
	問49. 胸神経の前枝（肋間神経）は胸郭のどこをとおるか？	肋骨溝の内側
	問50. 腰神経叢の枝で筋を支配する主なものはなにか（5つ）？	腸骨下腹神経，腸骨鼡径神経，陰部大腿神経，閉鎖神経，大腿神経 【解説】腰方形筋は腰神経叢の筋枝で支配される．肋骨挙筋は脊髄神経の後枝支配で，下後鋸筋は肋間神経支配である．
	問51. 筋裂孔をとおる神経はなにか？	大腿神経
	問52. 仙骨神経叢の枝で筋を支配するものはなにか（4つ）？	上殿神経，下殿神経，坐骨神経・陰部神経 【解説】梨状筋，内閉鎖筋，双子筋，大腿方形筋は仙骨神経叢の筋枝によって支配される．
	問53. 梨状筋上孔をとおる神経はなにか？	上殿神経
	問54. 梨状筋下孔をとおる神経はなにか（3つ）？	下殿神経，坐骨神経，後大腿皮神経
	問55. 大坐骨孔をとおる神経はなにか（4つ）？	上殿神経，下殿神経，坐骨神経，陰部神経
	問56. 坐骨神経の2つの枝はなにか？	脛骨神経，総腓骨神経 【解説】 脛骨神経：下腿後面を下行して，内果の後ろで内側・外側足底神経となり，足底に至る． 総腓骨神経：下腿外側に至り，浅腓骨神経と深腕骨神経に分枝する．浅腓骨神経の末端が内側足背神経になる．
	問57. 膝窩をまっすぐ下行する神経はなにか？	脛骨神経

チェック欄	問題	正解
	問58. 交感神経の節前ニューロンはどこに存在するか？	胸髄と上部腰髄 【解説】交感神経はT1～L2の側角に位置する．
	問59. 副交感神経の節前ニューロンはどこに存在するか（2つ）？	脳幹（中脳，橋，延髄）と，仙髄 【解説】仙髄にある副交感神経仙骨部は，はS2～4の側角に近い中間質外側部に位置する．
	問60. 交感・副交感神経の節前線維の神経伝達物質はなにか？	アセチルコリン
	問61. 交感神経の節後神経の神経伝達物質はなにか？	ノルアドレナリン 【解説】副交感神経の節前・節後線維，交感神経の節前線維の伝達物質はアセチルコリンである．
	問62. 節後線維が長いのは交感神経か，副交感神経か？	交感神経
	問63. 上・中・下頸神経節は交感・副交感神経のどちらに関連するか？	交感神経
	問64. 副交感神経系に含まれる頭頸部の神経節を示せ（4つ）．	毛様体神経節，翼口蓋神経節，耳神経節，顎下神経節
	問65. 心臓を支配する交感神経をなんというか？	心臓神経
	問66. 腹部内臓に分布する交感神経はなにか（2つ）？	大・小内臓神経
	問67. 交感神経系に含まれる腹部の神経節はなにか（3つ）？	腹腔神経節，上腸間膜動脈神経節，下腸間膜動脈神経節
	問68. 胃・腸管壁内に存在する自律神経系関連の神経叢にはどのようなものがあるか（2つ）？	マイスネル粘膜下神経叢，アウエルバッハ筋層間神経叢 【解説】これらには交感・副感の両神経の線維が含まれ，腸管の蠕動運動を調節する．

チェック欄	問　題	正　解
	問69. 仙髄から出る副交感神経はなんというか？	骨盤内臓神経
	問70. 仙髄から出る副交感神経はなにを支配するか（4つ）？	下行結腸，直腸，膀胱，生殖器

（5）感覚器に関する問題

チェック欄	問　題	正　解
	【皮膚関係】 問1. 表皮はなんという上皮で構成されるか？	重層扁平上皮
	問2. 皮膚と粘膜の違いはなにか？	皮膚は上皮が角質化する
	問3. 角質層で細胞内に蓄積するものはなにか？	ケラチン
	問4. 表皮の基底層にある色素を産生する細胞をなんというか？	メラニン細胞
	問5. 真皮と皮下組織の結合組織の特徴はどのようなものか？	真皮：密性結合組織 皮下組織：疎性結合組織
	問6. 表皮に見られる感覚受容器はなにか（2つ）？	自由神経終末，メルケル触覚円板
	問7. 真皮乳頭内の感覚受容器はなにか？	マイスネル小体
	問8. 皮下組織に見られる感覚受容器はなにか？	ファーテル・パチニ小体
	問9. 皮膚にある痛覚・温度覚の受容器はなにか？	自由神経終末 【解説】表皮内に存在する．
	問10. 皮膚にある触覚の受容器はなにか？	表皮：メルケル触覚円板 真皮：マイスネル小体
	問11. 皮膚にある圧の受容器はなにか？	ファーテル・パチニ小体 【解説】皮下組織内に存在する．

チェック欄	問題	正解
	問 12. 関節の動きを感知する圧の受容器はなにか？	ファーテル・パチニ小体 【解説】これは粘膜下組織中に存在する大型の圧受容器で，皮下のほかに関節の滑液膜内に見られる．
	問 13. 独立脂腺はどこに存在するか（5つ）？	口唇，肛門，乳輪，陰茎，亀頭
	問 14. 独立脂腺以外の脂腺はどこに開口するか？	毛包の中 【解説】脂腺が存在するのは毛のある部位であり，毛のない手掌・足底にはない．口唇，乳輪，陰茎，亀頭などの独立脂腺も，毛のない部位に存在する．
	問 15. 毛包につく立毛筋は骨格筋か，平滑筋か？	平滑筋
	問 16. 小汗腺は別名なんというか？	エックリン汗腺
	問 17. 大汗腺は別名なんというか？	アポクリン汗腺
	問 18. 大汗腺はどこに存在するか（5つ）？	外耳道，腋窩，乳輪，陰部，肛門周囲
	問 19. 独立脂腺と大汗腺の両方が存在する部位はどこか？	乳輪，肛門
	問 20. 乳腺を 10 数個の乳腺葉に分けているのはなにか？	乳房提靱帯
	問 21. 乳腺の発達を促すホルモンはなにか？	プロラクチン（下垂体前葉ホルモン）
	問 22. 乳汁分泌を促すホルモンはなにか？	オキシトシン（下垂体後葉ホルモン）
	問 23. 筋中の深部知覚の受容器はなにか？	筋紡錘
	問 24. 腱の深部知覚の受容器はなにか？	腱器官

チェック欄	問　題	正　解
	【視覚器関係】 問25. 眼球壁の3層構造はなにか？	表面側から線維膜，血管膜，内膜 【解説】 ・線維膜は角膜（前方約1/6）と，それより後方の強膜からなる． ・血管膜（ブドウ膜）は，前方から，虹彩，毛様体，脈絡膜で構成される． ・内膜は，網膜盲部（虹彩・毛様体部分）と網膜視部からなる．
	問26. 眼球の角膜は後方に向かうと，なにに移行するか？	強膜
	問27. 虹彩の中心部の孔をなんというか？	瞳孔
	問28. 虹彩内の平滑筋はなんと呼ばれるか（2つ）？	瞳孔括約筋，瞳孔散大筋
	問29. 毛様体と水晶体を結んでいるものはなにか？	毛様体小帯 【解説】これはチン小帯ともいう．
	問30. 近いところを見る時には，水晶体の厚さはどうなるか？	厚くなる
	問31. 近いところを見る時，毛様体筋は収縮するか，弛緩するか？	収縮する 【解説】動眼神経の副交感線維の働きで，毛様体筋が収縮し，毛様体小帯は弛緩する．その結果，毛様体小帯に引かれていた水晶体が膨らむ．
	問32. 前眼房と後眼房の境にはなにがあるか？	虹彩
	問33. 眼房水はどこでつくられるか？	毛様体上皮
	問34. 眼房水はどこから吸収されて，眼静脈に入るか？	強膜静脈洞 【解説】これは，シュレム管という．

チェック欄	問　題	正　解
	問 35. 網膜の細胞層を外側から示せ．	色素上皮細胞層→視細胞層→双極細胞層→視神経細胞層
	問 36. 光を感知する細胞層はどれか？	視細胞層
	問 37. 視細胞層の杆状体・錐状体細胞の働きはなにか？	杆状体：明るさを感知 錐状体：色を感知
	問 38. 横斑はどこに存在するか？	眼球後極のやや外側
	問 39. 横斑の中心部をなんというか？	中心窩 【解説】中心窩は錐状体細胞の密度が高く，視力の鋭い部位．
	問 40. 横斑のやや内側にある白色の斑をなんというか？	視神経円板（or 視神経乳頭） 【解説】視神経が眼球から出る部位．視細胞と色素上皮細胞がなく，盲点となる．
	問 41. 眼瞼内にはなにが含まれるか？	眼輪筋，瞼板 【解説】瞼板内には，瞼板腺（脂腺）が含まれる．
	問 42. 眼瞼結膜と眼球結膜の境をなんというか？	結膜円蓋
	問 43. 涙のとおる経路を示せ．	内眼角付近の小孔（涙点）→涙小管→涙嚢→鼻涙管→下鼻道
	【聴覚器関係】 問 44. 耳垢の成分を分泌する外耳の腺をなんというか？	耳道腺
	問 45. 鼓室と耳管を合わせてなんというか？	中耳
	問 46. 耳管はどこに開口するか？	耳管咽頭口
	問 47. 鼓室と内耳が連絡する部位をなんというか？	前庭窓，蝸牛窓
	問 48. 鼓膜側から耳小骨の配列を示せ．	ツチ骨→キヌタ骨→アブミ骨

チェック欄	問題	正解
	問49. 耳小骨につく筋はなにか？	ツチ骨：鼓膜張筋 （下顎神経支配，鼓膜を緊張させる） アブミ骨：アブミ骨筋 （顔面神経支配，アブミ骨の動きを抑制する）
	問50. 骨迷路はどのようなものから構成されるか？	蝸牛，前庭，半規管 【解説】骨迷路の中に膜迷路が存在する．骨迷路と膜迷路の間に外リンパがあり，膜迷路内に内リンパが存在する．
	問51. 半規管はなにを感知するか？	回転（角速度）
	問52. 前庭はなにを感知するか？	重力や加速度
	問53. 蝸牛の底部が感知するのは高い音か，低い音か？	高い音
	問54. 半規管の卵形嚢に近い部位にある膨らみをなんというか？	膨大部 【解説】ここに有毛細胞が存在する．
	問55. 前庭を構成する2つの嚢(膜迷路)はなにか？	卵形嚢，球形嚢
	問56. 前庭の感覚上皮が存在する部位をなんというか？	平衡斑 【解説】ここに有毛細胞が存在する．
	問57. 前庭の有毛細胞が埋まっているゼリー状物質をなんというか？	平衡砂
	問58. 蝸牛の3階建て構造はどのようになっているか？	3階部分：前庭階 　　　　　（前庭窓のつづき） 2階部分：蝸牛管 1階部分：鼓室階 　　　　　（蝸牛窓につづく） 【解説】前庭階，鼓室階には外リンパが存在し，蝸牛管には内リンパが存在する．

チェック欄	問題	正解
	問59. 蝸牛の中で内リンパの振動を感知するのはどこか？	蝸牛管にあるコルチ器の有毛細胞 【解説】有毛細胞の毛のことを聴毛という．
	問60. 鼓膜の振動が蝸牛の外リンパ内を伝わっていく経路を示せ．	前庭窓→前庭階—（蝸牛頂部）→鼓室階→蝸牛窓→鼓室（ここで消失）
	問61. 卵形嚢，球形嚢，膜半規管からの情報を伝える神経はなにか？	前庭神経（内耳神経の一部） 【解説】前庭神経節の細胞の中枢枝からなる．
	問62. 蝸牛管からの情報を伝える神経はなにか？	蝸牛神経（内耳神経の一部） 【解説】ラセン神経節の細胞の中枢枝からなる．
	問63. 平衡・聴覚器に共通した感覚受容細胞はなにか？	有毛細胞 【解説】この細胞が内リンパの動きを感知する．
	【その他の感覚器関係】 問64. 味覚を感知する細胞はなにか？	味細胞 【解説】この細胞の先端の感覚毛が味孔から出ていて，これが味を感知する．

6. 脈管系

A. ポイントマスター編

(1) 心臓の弁

弁の位置	弁の名称	別名	弁尖の数	腱索	備考
左心房—左心室	左房室弁	二尖弁	2	付着する	僧帽弁ともいう.
右心房—右心室	右房室弁	三尖弁	3	付着する	
左心室—上行大動脈	大動脈弁	半月弁	3	付着せず	
右心室—肺動脈	肺動脈弁	半月弁	3	付着せず	最も前方にある.

(2) 刺激伝導系（特殊心筋線維）

	別名	存在部位	備考
洞房結節	キース・フラック結節	上大静脈開口部	洞房結節，房室結節は，いずれも右心房に位置する．洞房結節は心臓のペースメーカーとされている．
房室結節	田原結節	冠状静脈洞開口部	
房室束	ヒス束	心房—心室間	ヒス束の部分を除いて，心房・心室の間の心筋は，線維輪という結合組織によって隔てられる．
右脚・左脚		心室中隔内	
プルキンエ線維	刺激伝導系筋線維	左右心室壁内	特殊心筋の1つ
備考1	心房と心室の間には，それらを隔てる線維輪という結合組織が存在する．これを貫くのは特殊心筋線維のみである．		
備考2	心臓の拍動は刺激伝達系のみでコントロールされるのではなく，交感神経，副交感神経（迷走神経）によっても調節される．		

(3) 心臓の血管

動脈名	血管の枝	分布領域
右冠状動脈 （上行大動脈の起始部前面から分枝）	後室間枝	右心房の前・後壁，右心室の後壁，心室中隔後方1/3
左冠状動脈 （上行大動脈の起始部左側から分枝）	回旋枝， 前室間枝	左心房の前・後壁，左心室の前・後壁，右心室の前壁，心室中隔の前方2/3
冠状静脈洞	大・中・小 心静脈	心臓全体から静脈血を集め，右心房に開く

(4) 大動脈とその枝①

大動脈		大動脈の枝	各動脈の枝		
上行大動脈	左冠状動脈	回旋枝， 前室間枝			
	右冠状動脈	後室間枝			
大動脈弓	腕頭動脈	右鎖骨下動脈	（左鎖骨下動脈と同じ）		
		右総頸動脈	外頸動脈	（前方）	上甲状腺動脈，舌動脈，顔面動脈，顎動脈，浅側頭動脈
				（後方）	後頭動脈，後耳介動脈
				（内方）	上行咽頭動脈
			内頸動脈	眼動脈	
				中大脳動脈	前大脳動脈，後交通動脈
	左総頸動脈	（右総頸動脈と同じ）			
	左鎖骨下動脈	椎骨動脈	脳底動脈，後大脳動脈（終枝）		
		内胸動脈	上腹壁動脈		
		甲状頸動脈	下甲状腺動脈，上行頸動脈，肩甲上動脈，頸横動脈		
		肋頸動脈	深頸動脈，最上肋間動脈		

鎖骨下動脈→腋窩動脈→上腕動脈 ⟨橈骨動脈／尺骨動脈⟩ → 浅掌動脈弓，深掌動脈弓

（5）大脳動脈輪（ウィリスの動脈輪）の摸式図

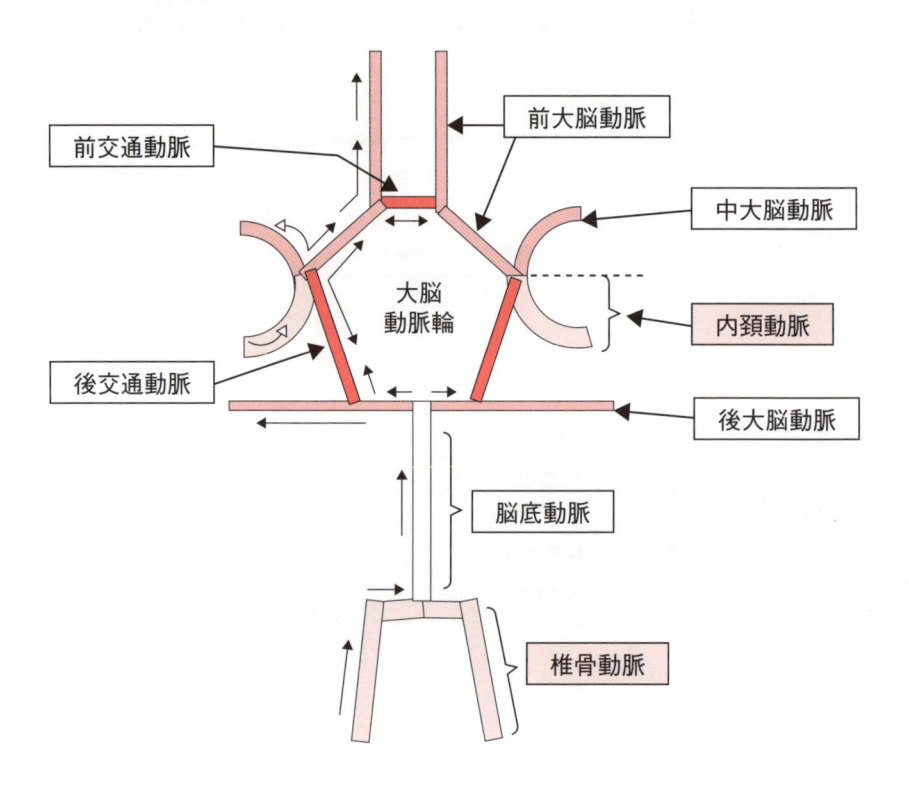

(6) 大動脈とその枝②

大動脈	大動脈の枝		各動脈の枝	
胸大動脈 (第4胸椎の 高さから)	臓側枝	気管支動脈		
		食道動脈		
	壁側枝	肋間動脈		
腹大動脈 (横隔膜の大 動脈裂孔，第 12胸椎の高 さから)	臓側枝	腹腔動脈	左胃動脈，総肝動脈，脾動脈	
		上腸間膜動脈	下膵十二指腸動脈，小腸動脈，中結腸動脈，右結腸動脈，回結腸動脈	
		下腸間膜動脈	左結腸動脈，S状結腸動脈，上直腸動脈	
		中副腎動脈		
		腎動脈	下副腎動脈	
		精巣動脈 (卵巣動脈)		
	壁側枝	下横隔動脈	上副腎動脈	
		腰動脈		
総腸骨動脈 (第4腰椎の 高さから)		内腸骨動脈	臓側枝	臍動脈，下膀胱動脈，精管動脈（子宮動脈），内陰部動脈，中直腸動脈
			壁側枝	閉鎖動脈，上殿動脈，下殿動脈

総腸骨動脈 ──→ 内腸骨動脈
　↓
外腸骨動脈 ──→ 大腿動脈 ──→ 膝窩動脈 ──→ 前脛骨動脈 ──→ 足背動脈
　　　　　　↘ 下腹壁動脈　　　　　　　　 ↘ 後脛骨動脈 ──→ 足底動脈

(7) 鎖骨下動脈の枝と分布領域

		各動脈の枝		分布領域
鎖骨下動脈	椎骨動脈	→頭蓋腔内で脳底動脈となり→左右の後大脳動脈に分枝		脊髄，脳幹，小脳，大脳半球内側の後方部
	内胸動脈	—（横隔膜を貫いて）→上腹壁動脈→下腹壁動脈と吻合		胸腺，心膜，横隔膜，頬骨，内胸筋，乳腺
	甲状頚動脈（前斜角筋の内側から）	下甲状腺動脈		甲状腺，喉頭，咽頭
		肩甲状動脈，上行頚動脈，頚横動脈		
	肋頚動脈（第1肋骨頚付近から）	深頚動脈		
		最上肋間動脈		第1・2肋間隙
鎖骨下動脈につづく動脈	腋窩動脈（第1肋骨の下縁から）	最上胸動脈		小胸筋，前鋸筋
		胸肩峰動脈		大胸筋，三角筋
		外側胸動脈		前鋸筋，乳腺
		肩甲下動脈	胸背動脈	広背筋，前鋸筋
			肩甲回旋動脈	棘下筋（甲状頚動脈の枝の肩甲上動脈と吻合して，棘上筋，大円筋，小円筋，肩甲下筋，三角筋，広背筋にも分布）
		前上腕回旋動脈		肩関節付近の筋
		後上腕回旋動脈		三角筋，肩関節
	上腕動脈（大胸筋の下縁から）	上腕深動脈		三角筋，上腕二頭筋，上腕三頭筋
	橈骨動脈（肘窩から）	浅掌動脈弓，深掌動脈弓，背側手根動脈網		
	尺骨動脈（肘窩から）	総骨間動脈，浅掌動脈弓，深掌動脈弓		

(8) 外腸骨動脈の枝と分布領域

		各動脈の枝		分 布 領 域
外腸骨動脈につづく動脈	大腿動脈（血管裂孔から）	大腿深動脈	内側大腿回旋動脈	恥骨筋，大腿方形筋，大内転筋，大腿二頭筋，半腱様筋，半膜様筋
			外側大腿回旋動脈	縫工筋，大腿筋膜張筋，大殿筋，中殿筋，小殿筋，腸腰筋，大腿四頭筋
	膝窩動脈（内転筋腱裂孔から）			腓腹筋，十字靱帯
	前脛骨動脈（ヒラメ筋腱弓の下から）			下腿伸筋
	足背動脈（前脛骨動脈のつづき）	内側足背動脈		（足背の内側）足根関節嚢や短母指伸筋
		外側足背動脈		（足背の外側）足根の関節嚢，短指伸筋
		弓状動脈		これから指に分布する背側中足動脈が出る
	後脛骨動脈（ヒラメ筋腱弓の下から）			下腿屈筋
	足底動脈（後脛骨動脈のつづき）	内側足底動脈		足底の内側で，母指球筋
		外側足底動脈		足底の外側で，中足筋，小指球筋
		足底動脈弓		これから指に分布する底側中足動脈が出る

(9) 腹大動脈の枝（臓側枝）と分布領域

	動脈名	分枝の位置	各動脈の枝		分布する器官
腹大動脈の臓側枝	腹腔動脈	第12胸椎（第1腰椎）	左胃動脈		胃の小弯，噴門
			総肝動脈	胃十二指腸動脈	大弯，大網，十二指腸，膵頭
				固有肝動脈	肝臓，胆嚢
			脾動脈		大弯，膵臓，脾臓
	上腸間膜動脈	腹腔動脈のすぐ下	下膵十二指腸動脈		膵頭，十二指腸
			小腸動脈		空腸，回腸
			中結腸動脈		横行結腸
			右結腸動脈		上行結腸
			回結腸動脈		回盲部，上行結腸初部
	下腸間膜動脈	第3腰椎	左結腸動脈		下行結腸
			S状結腸動脈		S状結腸
			上直腸動脈		直腸上部
	腎動脈	第2腰椎			腎臓
	精巣動脈 卵巣動脈	腎動脈のすぐ下			精巣，精索 卵巣，卵管

(10) 内腸骨動脈の枝と分布領域

	動脈名	各動脈の枝	分布する器官
内腸骨動脈の臓側枝	臍動脈（索）	尿管枝 上膀胱動脈	（胎児期の血管で, 大部分は索状となる）
	下膀胱動脈		膀胱底
	精管動脈 または 子宮動脈		精嚢, 精索, 精巣 （鼡径管をとおる）
			子宮壁, 卵管, 卵巣
	中直腸動脈		直腸中部, 肛門挙筋, 精嚢, 前立腺, 膣
	内陰部動脈	下直腸動脈	直腸下部, 肛門
		会陰動脈	会陰
		陰茎背動脈, 陰核背動脈	陰茎または陰核
		陰茎動脈, 陰核動脈	
		陰茎深動脈, 陰核深動脈	
内腸骨動脈の壁側枝	腸腰動脈		腸腰筋, 腰方形筋
	外側仙骨動脈		仙骨内
	閉鎖動脈		内転筋の上部, 寛骨臼
	上殿動脈 下殿動脈		大殿筋, 中殿筋, 小殿筋 （大坐骨孔をとおって殿部に至る）

（11）奇静脈系の模式図

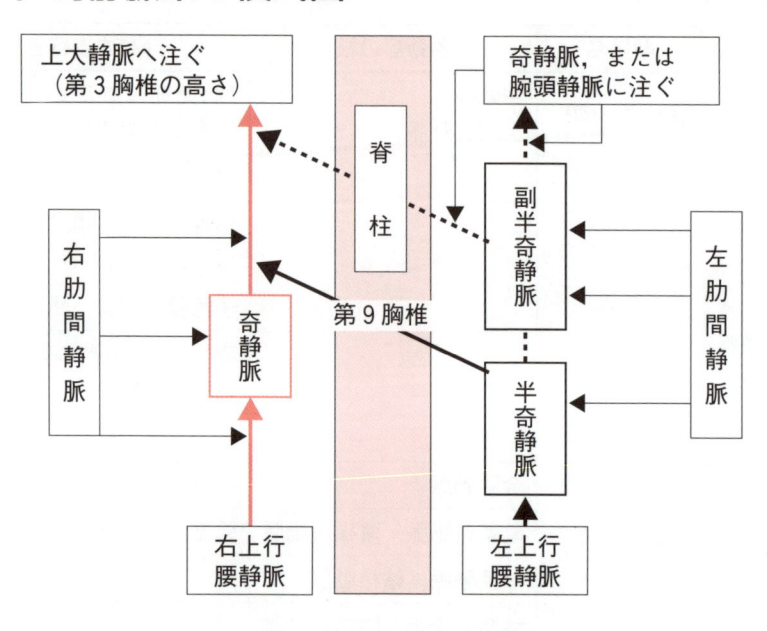

（12）硬膜静脈洞内の静脈血と脳脊髄液の流れ

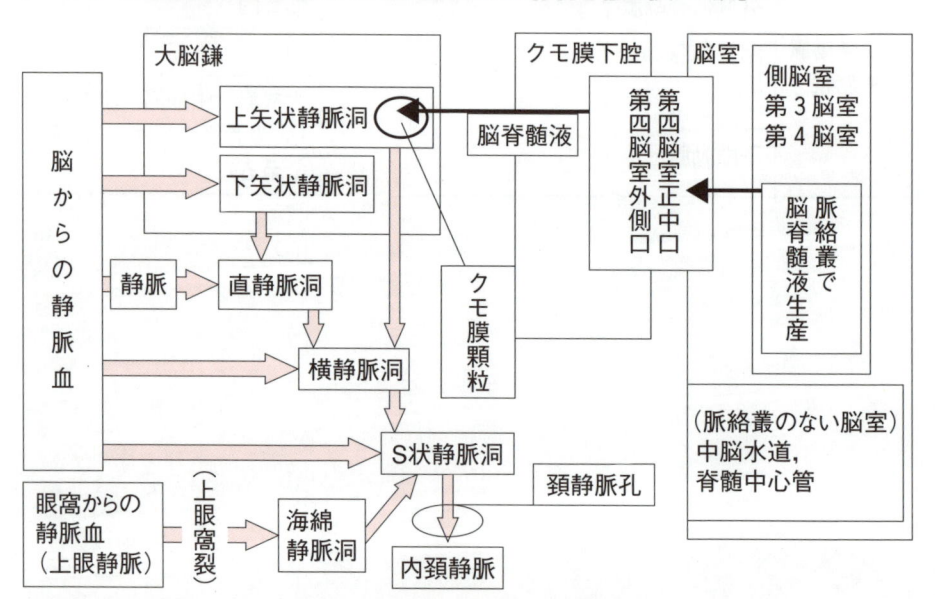

(13) 門脈に注ぐ静脈

皮静脈名	静脈血を集める器官
脾静脈	脾臓，胃，膵臓
上腸間膜静脈	胃，膵臓，十二指腸，空腸，回腸，上行結腸，横行結腸
下腸間膜静脈	下行結腸，S状結腸，直腸上部 （直腸周囲には静脈叢が形成され，そこから上直腸静脈（→下腸間膜静脈→門脈）と中・下直腸静脈（→内腸骨静脈）に分かれる．）
備　考	・これらの器官からの静脈血は門脈を通過するため，心臓よりも肝臓に早く到達する． ・胃の静脈の一部や，胆嚢からの静脈は直接門脈に注ぐ．

(14) 門脈の末梢と体循環系静脈との吻合

部　位	門脈系	体循環系静脈	備　考
食道下部，噴門	左胃静脈	食道静脈	
直腸部	上直腸静脈	中・下直腸静脈	静脈叢を形成し，そこで吻合
臍部	臍傍静脈	上腹壁静脈，下腹壁静脈，浅腹壁静脈	

(15) 上肢・下肢の皮静脈

皮静脈名	皮静脈の始まり	経　過	深部の静脈との合流
橈側皮静脈	橈側の手背静脈網	前腕・上腕の橈側を上行し，三角筋胸筋溝をとおる．	鎖骨の下で，腋窩静脈に合流
尺側皮静脈	尺側の手背静脈網	前腕・上腕の尺側を上行する．	上腕内側の下方1/3で上腕静脈に合流
大伏在静脈	内側の足背・足底静脈網	内果の前をとおり，下腿および大腿の内側を上行する．	伏在裂孔より大腿静脈に合流
小伏在静脈	外側の足背・足底静脈網	外果の後ろをとおり，下腿の後ろ側を上行する．	膝窩静脈に合流

(16) 胎児循環

胎盤から始まる胎児循環を示すと,以下のようになる.
・臍静脈は肝臓下面で①静脈管(アランチウス管)と,②門脈に合流するものに分かれる.
(臍静脈は出生後ヒモ状となって,肝円索と呼ばれるようになる)
①静脈管は,下大静脈に注ぐ.(静脈管は出生後ヒモ状となり静脈管索となる)
②門脈に合流したものは,肝門から肝臓に入り,その後下大静脈に注ぐ.
・下大静脈→右心房→大部分は卵円孔を通って左心房→左心室→胸・腹大動脈→総腸骨動脈→内腸骨動脈→臍動脈
(胎生期心房中隔に開いていた卵円孔は,出生後閉じて卵円窩となる)
・右心房から右心室へ入った血液は肺動脈へ行くが,途中で動脈管(ボタロー管)をとおって大動脈弓に注ぐ.
(動脈管は出生後に閉じて動脈管索となる)

(17) リンパ管系

リンパ	・リンパ球とリンパ漿（液状成分）からなり，これらは毛細血管からしみ出して，リンパ管に入る． ・リンパ球は，赤血球，血小板や，リンパ球以外の白血球とともに骨髄でつくられる．		
リンパ性器官	胸腺，虫垂，脾臓，扁桃，リンパ節などがあり，骨髄でつくられたリンパ球はこれらの部位で免疫機能を担う． また，胸腺で分化したリンパ球をTリンパ球という．		
リンパ管と リンパ管の流れ	右上半身のリンパ管 　［右頸リンパ本幹 　　右鎖骨下リンパ本幹　　→右静脈角 　　右気管支縦隔リンパ本幹］ 左上半身のリンパ管 　［左頸リンパ本幹 　　左鎖骨下リンパ本幹］　→左静脈角 腹部・左右下半身のリンパ管 　［腰リンパ本幹 　　腸リンパ本幹］──[乳ビ槽]──[胸管]──↑ 静脈角：内頸静脈と鎖骨下静脈の合流部位 　　　　ここからリンパが血液中に入る．		
脾臓	左上腹部に位置する実質性器官で，脾臓全体を被う被膜はところどころで実質内に入り，脾柱を形成する．		
	赤脾髄	・脾臓内には赤血球が多く存在し，脾臓全体は赤色に見えるので赤脾髄という． ・ここで古くなった赤血球が破壊される．	
	白脾髄	・赤脾髄の中に点在する白い部分で脾小節ともいう． ・リンパ球が集まった部位で，血中の異物を除去する．	
	脾洞	赤脾髄内に存在する内腔が拡張した毛細血管．	
	脾臓の血液 の流れ	脾柱動脈→中心動脈（白脾髄を貫く）→筆毛動脈→莢動脈→脾洞に開く．	

B. 学力養成編

チェック欄	問　題	正　解
(1) 心臓に関する問題		
	問1. 弁尖に腱索が付着する弁はなにか（2つ）？	左右の房室弁 【解説】腱索は弁尖と乳頭筋をつなぎ，弁の心房側への反転を防止する．
	問2. 動脈弁は別名なんと呼ばれているか？	半月弁
	問3. 2枚の弁で構成されているものはなにか？	左房室弁（二尖弁 or 僧帽弁） 【解説】他は全て3枚からなる．
	問4. 右房室弁は別名なんと呼ばれるか？	三尖弁
	問5. 最も前方に位置する弁はなにか？	肺動脈弁
	問6. 心房と心室を隔てる結合組織はなにか？	線維輪 【解説】これによって，心房と心室の心筋が分けられている．
	問7. 線維輪を貫くものはなにか？	特殊心筋線維
	問8. キース・フラック結節はどこに存在するか？	右心房の上大静脈開口部 【解説】これは洞房結節とも呼ばれる．
	問9. 田原結節はどこに存在するか？	右心房の冠状静脈洞開口部 【解説】これは房室結節とも呼ばれる．
	問10. 心室壁に分布する特殊心筋線維はなにか？	プルキンエ線維
	問11. 心臓のペースメーカーといわれる特殊心筋線維はなにか？	洞房結節（キース・フラック結節）
	問12. キース・フラックおよび田原結節は，左右の心房、心室のうちどこにあるか？	右心房

チェック欄	問題	正解
	問13. 冠状動脈はどこから出るか？	上行大動脈の起始部
	問14. 大動脈の前面から出る冠状動脈は右か，左か？	右冠状動脈（左冠状動脈は左側）
	問15. 前室間枝と回旋枝に分かれる冠状動脈は右か，左か？	左冠状動脈 【解説】後室間枝になるのは右冠状動脈.
	問16. 右冠状動脈の分布領域はどこか？	右心房の前・後壁，右心室の後壁，心室中隔の後方1/3 【解説】右心室の前壁は栄養しない.
	問17. 左冠状動脈の分布領域はどこか？	左心房の前・後壁 左心室前・後壁，右心室の前壁，心室中隔の前方2/3 【解説】右心室の前壁が余分な部位.
	問18. 心臓後面の冠状溝にある冠状静脈洞はどこに開口するか？	右心房
	問19. 心臓の支配神経はなにか？	交感神経，副交感神経（迷走神経） 【解説】これらが上行大動脈や大動脈弓で神経叢を形成する.

(2) 血管系に関する問題

チェック欄	問題	正解
	問1. 大動脈弓から出る枝はなにか（3つ）？	腕頭動脈，左総頚動脈，左鎖骨下動脈
	問2. 外頚動脈の枝を示せ（6つまたは8つ）.	前方へは下から，上甲状腺動脈，舌動脈，顔面動脈を出した後，浅側頭動脈，顎動脈の2終枝に終わる. 後方へは，後耳介動脈，後頭動脈. 内方へは，上行咽頭動脈を出す. 【解説】前方の枝と，後方の後頭動脈が重要.
	問3. 大脳動脈輪は別名なんというか？	ウィリスの動脈輪

6. 脈管系

チェック欄	問題	正解
	問4. 脳を栄養する動脈はなにか？	内頸動脈，椎骨動脈
	問5. 内頸動脈の枝を示せ（4つ）．	眼動脈，後交通動脈，前大脳動脈，中大脳動脈 【解説】眼動脈を出した後，前大脳動脈と後交通動脈を出して，中大脳動脈となって終わる．
	問6. 左右の椎骨動脈は合わさってなにになるか？	脳底動脈
	問7. 椎骨動脈の終枝はなにか？	後大脳動脈 【解説】左右の椎骨動脈が合流して，脳底動脈となる．その後，再び左右の後大脳動脈（終枝）に分かれる．（図1）
	問8. 中大脳動脈と，後大脳動脈を交通する動脈はなにか？	後交通動脈
	問9. 左右の前大脳動脈の間をバイパスする動脈はなにか？	前交通動脈 【解説】この動脈と後交通動脈によって，動脈の輪（大脳動脈輪）が形成される．（図1）
	問10. 甲状腺を栄養するのはなんという動脈の枝か（2つ）？	外頸動脈（上甲状腺動脈）と，鎖骨下動脈（甲状頸動脈の枝の下甲状腺動脈）．
	問11. 上腕二頭筋内側縁に沿って走る動脈はなにか？	上腕動脈
	問12. 上腕動脈は肘窩でどのような動脈に分かれるか（2つ）？	橈骨動脈，尺骨動脈
	問13. 胸大動脈の臓側枝はなにか（2つ）？	気管支動脈，食道動脈
	問14. 第1・2肋間隙を養う動脈はなにか？	最上肋間動脈 【解説】最上肋間動脈は，鎖骨下動脈の枝の，肋頸動脈の枝．第3肋間隙から肋間動脈が分布する．

チェック欄	問題	正解
	問15. 腹大動脈の臓側枝はなにか（5つ）？	腹腔動脈，上・下腸間膜動，腎動脈，精巣動脈（または卵巣動脈）
	問16. 胃に分布する動脈はなにか？	腹腔動脈
	問17. 肝臓に分布する動脈はなにか？	腹腔動脈
	問18. 膵臓に分布する動脈はなにか（2つ）？	腹腔動脈，上腸間膜動脈
	問19. 十二指腸に分布する動脈はなにか（2つ）？	腹腔動脈，上腸間膜動脈
	問20. 回腸〜結腸前半部（横行結腸まで）に分布する動脈はなにか？	上腸間膜動脈
	問21. 下行結腸〜直腸上部に分布する動脈はなにか？	下腸間膜動脈
	問22. 内腸骨動脈の臓側枝はなにか（5つ）？	臍動脈，下膀胱動脈，精管動脈（または子宮動脈），中直腸動脈，内陰部動脈
	問23. 腎臓に分布する動脈はなにか？	腎動脈 【解説】前後的には，腎静脈と尿管の間に位置する．
	問24. 腹大動脈の壁側枝はなにか（2つ）？	下横隔動脈，腰動脈
	問25. 副腎に分布する動脈はなにか（3つ）？	3経路ある． 上副腎動脈（腹大動脈の壁側枝である下横隔動脈の枝） 中副腎動脈（腹大動脈の臓側枝） 下副腎動脈（腹大動脈の臓側枝である腎動脈の枝）
	問26. 精巣に分布する動脈はなにか？	精巣動脈 【解説】腹大動脈の臓側枝の1つで，腎動脈の下から分枝する．精索に加わり，鼡径管を通って精巣に分布する．

チェック欄	問　題	正　解
	問 27. 卵巣，卵管に分布する動脈はなにか？	卵巣動脈 【解説】腹大動脈の臓側枝の1つで，精巣動脈と同様に，腎動脈の下から分枝する．
	問 28. 精管に分布する動脈はなにか？	精管動脈 【解説】内腸骨動脈の枝である．
	問 29. 子宮に分布する動脈はなにか？	子宮動脈 【解説】内腸骨動脈の枝である．
	問 30. 直腸の中部・下部および肛門付近に分布する動脈はなにか（2つ）？	中直腸動脈，内陰部動脈 【解説】いずれも，内腸骨動脈の枝である．
	問 31. 大腿動脈の走行を示せ．	・鼡径靱帯下では，血管裂孔をとおる． ・大腿三角ならびに内側広筋の内側を下行する． ・内転筋管をとおって，膝窩に出て，膝窩動脈となる．
	問 32. 膝窩動脈はヒラメ筋腱弓の下でなにに分かれるか？	前・後脛骨動脈
	問 33. 前脛骨動脈はどこをとおって下腿の前面に出るか？	下腿骨間膜上端の裂孔 【解説】裂孔を貫いた後，前脛骨筋の外側縁に沿って下行する．
	問 34. 前・後脛骨動脈のうち，足底動脈になるのはどちらか？	後脛骨動脈 【解説】足背動脈は，前脛骨動脈の枝．
	問 35. 上大静脈に注ぐ左右1対の静脈はなにか？	腕頭静脈 【解説】腕頭静脈には，頭頸部と上肢からの静脈が流入する．
	問 36. 内頸静脈はどこから始まるか？	頸静脈孔 【解説】頭蓋腔内の硬膜静脈洞が，この孔を境に内頸静脈となる．

チェック欄	問 題	正 解
	問 37. 眼窩内の静脈を集めた上眼静脈はどこに注ぐか？	海綿静脈洞に注ぎ，錐体静脈洞を介してS状静脈洞に入る．
	問 38. 眼窩および頭蓋腔内の静脈はどこに流入するか？	硬膜静脈洞を経由して，内頚静脈に注ぐ．
	問 39. 2葉の脳硬膜からなる静脈をなんというか？	硬膜静脈洞
	問 40. 主な硬膜静脈洞内の血液の流れを示せ．	上矢状静脈洞→横静脈洞→S状静脈洞─（頚静脈孔）→内頚静脈
	問 41. 橈側皮静脈の経過を示せ．	・橈側の手背静脈網 ・前腕と上腕の橈側を上行 ・三角筋胸筋溝をとおる ・鎖骨の下で腋窩静脈に合流
	問 42. 尺側皮静脈の経過を示せ．	・尺側の手背静脈網 ・前腕と上腕の尺側を上行 ・上腕内側の下方1/3で上腕静脈に流入（内側二頭筋溝）
	問 43. 奇静脈の経過を示せ．	・右上行腰静脈から始まる ・胸椎前面を上行 ・右の肋間静脈を受けながら，第3胸椎の高さで上大静脈に合流
	問 44. 半奇静脈の経過を示せ．	・左上行腰静脈から始まる ・胸椎左側を上行 ・左の肋間静脈を受けながら，第9胸椎の高さで，脊柱を横切って奇静脈に合流
	問 45. 副半奇静脈の経過を示せ．	・半奇静脈の上端（第9胸椎）から始まる ・左の肋間静脈を受けながら，奇静脈または腕頭静脈に合流
	問 46. 上・下大静脈を結ぶ側副血行路とはなにか？	右側：奇静脈 左側：半奇静脈，副半奇静脈

チェック欄	問題	正解
	問47. 下大静脈の臓側根はなにか（4つ）？	肝静脈，腎静脈，副腎静脈，精巣静脈（または卵巣静脈）
	問48. 門脈はどの臓器から静脈血を集めるか（5つ）？	胃・腸・脾臓・膵臓・胆嚢
	問49. 大伏在静脈の経過を示せ．	・足の内側の足背・足底静脈網から始まる ・内果の前をとおって，下腿・大腿の内側を上行 ・伏在裂孔から大腿静脈に合流

(3) 胎児循環に関する問題

チェック欄	問題	正解
	問1. 静脈管は別名なんというか？	アランチウス管
	問2. 静脈管は出生後にどのようになるか？	静脈管索 【解説】肝臓下面のH型の溝のうち，左後方の静脈管索裂に存在する．
	問3. 臍静脈は出生後どのようになるか？	肝円索 【解説】肝臓下面のH型の溝のうち，左前方の肝円索裂に存在する．
	問4. 胎生期に開いている心房中隔の孔をなんというか？	卵円孔 【解説】出生後は閉じて，卵円窩という心房中隔上のくぼみとなる．
	問5. 胎生期に血液を肺に送らないために機能するもので，肺動脈と大動脈弓を連絡するものはなにか？	動脈管
	問6. 問5の別名はなにか？	ボタロー管
	問7. 問5は出生後にどのようになるか？	動脈管索 【解説】血管の内腔が閉じて，索状（ヒモ状）となる．

学力養成編　171

チェック欄	問題	正解
(4) リンパ管系に関する問題		
	問1. リンパ球はどこでつくられるか？	骨髄 【解説】赤血球，血小板や，リンパ球以外の白血球も同様．
	問2. リンパ性器官にどのようなものがあるか（5つ）？	胸腺，虫垂，脾臓，扁桃，リンパ節
	問3. 右リンパ本幹はどこのリンパを集めるか？	右上半身
	問4. 右リンパ本幹はどこに注ぐか？	右の静脈角 【解説】静脈角とは，鎖骨下静脈と内頚静脈の合流部のことを示す．
	問5. 腸リンパ本幹・腰リンパ本幹はどこのリンパを集めるか？	腹部と左右下半身
	問6. 腸リンパ本幹・腰リンパ本幹はどこに注ぐか？	第2腰椎の高さで合流して，乳ビ槽に注ぐ．
	問7. 胸管はどこから，どこまでか？	乳ビ槽から左の静脈角 【解説】胸管は，乳ビ槽から始まって，脊柱前面を上行しながら，左の上半身からのリンパを受け，左の静脈角に合流する．
	問8 脾臓の中の赤血球で満たされている部位をなんというか？	赤脾髄
	問9. 脾臓の被膜が実質中に入り込んだ部位をなんというか？	脾柱
	問10. 脾臓の中のリンパ小節（リンパ球の集まった部位）をなんというか？	白脾髄（脾小節）
	問11. 脾臓の赤血球が集まっている部位に存在する拡張した毛細血管をなんというか？	脾洞

6. 脈管系

チェック欄	問題	正解
	問 12. 脾臓における血液の流れを示せ．	・脾動脈が脾門より入り，枝分かれし，脾柱動脈となって脾臓実質内に入る． ・白脾髄を貫く中心動脈となる． ・さらに枝分かれして，筆毛動脈，莢動脈となって，脾洞に開口する． ・その後，静脈に入る． 【解説】赤脾髄で古い赤血球が破壊されるため，赤脾髄にはマクロファージが多く存在する．血中の異物は白脾髄で貪食される．

7. 体表解剖関連

A. ポイントマスター編

(1) 体表の区分と区分線①

	名　称	構　成	備考（位置するもの）
頸部	前頸三角	下顎骨下縁—胸鎖乳突筋前縁—正中線	
	後頸三角	僧帽筋前縁—胸鎖乳突筋後縁—鎖骨	外側頸三角
	顎下三角	下顎骨下縁—顎二腹筋前腹・後腹	顎下腺，舌下神経，舌神経，顎下リンパ節，顔面動・静脈
	オトガイ下三角	左右の顎二腹筋前腹—舌骨	
	頸動脈三角	胸鎖乳突筋前縁—顎二腹筋後腹—肩甲舌骨筋上腹	総頸動脈（内・外頸動脈に分岐），内頸静脈，迷走神経
	筋三角	胸鎖乳突筋前縁—肩甲舌骨筋上腹—正中線	舌骨下筋，浅頸リンパ節
	小鎖骨上窩	胸鎖乳突筋の鎖骨頭・胸骨頭—鎖骨	鎖骨下静脈
	大鎖骨上窩	胸鎖乳突筋後縁—肩甲舌骨筋下腹—鎖骨	鎖骨下動脈，腕神経叢
胸部	三角筋胸筋溝	鎖骨—大胸筋—三角筋	橈側皮静脈
	腋窩	前方：大胸筋（小胸筋） 後方：広背筋（大円筋，肩甲下筋） 内側：前鋸筋 外側：上腕骨上部（烏口腕筋，上腕二頭筋短頭）	
	胸骨角	胸骨柄と胸骨体の結合部	第2肋軟骨がつく．
	肋骨下線	第10肋軟骨の下縁（肋骨弓の最下線）	第2～3腰椎間に相当する．
	ミズオチ	剣状突起の存在位置	

(2) 体表の区分と区分線②

	名　称	構　成	備考（位置するもの）
腹部	腸骨稜上線	左右腸骨稜の最高点を結ぶ線	ヤコビー線ともいう． 第4腰椎棘突起の高さに相当
会陰部	会　陰	恥骨結合―左右の坐骨結節―尾骨	前方部＝尿生殖三角 後方部＝肛門三角 により構成される．
	尿生殖三角	恥骨結合―左右の坐骨結節	尿生殖隔膜筋膜に挟まれた深会陰横筋，尿道括約筋，尿道球腺（男性）， 男性：尿道， 女性：尿道，腟 が貫く．
	肛門三角	左右の坐骨結節―尾骨	直腸三角ともいう． 骨盤隔膜
下肢	大腿三角	鼡径靱帯―縫工筋―長内転筋	スカルパ三角ともいう． 大腿動・静脈，大腿神経
	膝　窩	上内側：半腱様筋，半膜様筋 上外側：大腿二頭筋 下内側：腓腹筋内側頭 下外側：腓腹筋外側頭，足底筋	膝窩動・静脈，脛骨神経，膝窩リンパ節

(3) 体表から触察可能な骨格系①

名　　称	部　　　　位	備　　考
頭部　眼窩上隆起	眉毛の部位	
眼窩上切痕	眼窩上縁内側	眼窩上神経がとおる.
眼窩下孔	眼窩下縁の下方	眼窩上切痕，眼窩下孔およびオトガイ孔はほぼ一直線上に存在する.
頬骨弓	外耳孔の前上方～頬骨	
顎関節	外耳孔の前方	
乳様突起	耳介下端の後方	
下顎角	下顎の後下方部	
オトガイ三角	下顎の正中下方部	オトガイ隆起ともいう.
外後頭隆起	後頭の正中部	
頸部　舌骨体	下顎底の正中後方部	
甲状軟骨	舌骨体の直下	
輪状軟骨	甲状軟骨の直下	
頸窩	鎖骨の胸骨端と胸骨の頸切痕によってできる.	
気管軟骨	頸窩の位置で触察できる.	

（4）体表から触察可能な骨格系②

		部　　　　位	備　　考
胸部	胸鎖関節	鎖骨胸骨端と胸骨柄の結合部	
	鎖　骨		肺尖は鎖骨の約2cm上方．
	胸骨角	胸骨柄と胸骨体の結合部	第2肋軟骨がつく．第4胸椎の高さで，気管分岐部，大動脈弓起始部，食道の2番目の狭窄部の位置に相当する．
	肋骨下角	左右の肋骨弓が合した部位	剣状突起が存在する．
腹部	上前腸骨棘	大腿の付け根にある骨盤の突出部	
	恥骨結合	恥丘の下方部	
背部	隆　椎		第7頚椎の別名
	肩甲骨		第2～7肋骨の高さ
	ヤコビー線	左右の腸骨稜の最高点を結ぶ線	第4腰椎棘突起の高さ
上肢	上腕：大結節，内側上顆，外側上顆 前腕：肘頭，橈骨・尺骨の茎状突起 　手：豆状骨（尺側手根屈筋の付着部位）		
下肢	坐骨結節	殿部下面で，肛門の左右約4cm外側	
	尾　骨	肛門の後方	
	大腿：大転子，大腿骨の内側上顆・外側上顆，内側顆，外側顆，膝蓋骨 下腿：頚骨体の前縁，脛骨の内側顆・外側顆，脛骨粗面，腓骨頭，脛骨前縁，内果，外果 　足：踵骨隆起，アキレス腱		

(5) 体表から触察可能な筋系①

	筋	部 位	備 考
頭頸部	咬筋	顔面（頬骨弓―下顎角）	
	胸鎖乳突筋	前頸部～側頸部（胸骨柄・鎖骨胸骨端―乳様突起）	胸骨頭，鎖骨頭
	広頸筋	顔面～側頸部（口角・下顎下縁―側頸部）	
	僧帽筋上部	頸の後方	
	舌骨下筋群	前頸部	
	顎二腹筋前腹	前頸部（下顎底部で下顎角―オトガイ）	
	顎舌骨筋	前頸部（下顎底）	
胸部	大胸筋	胸部前面の上部	
	前鋸筋	胸部外側面	
	広背筋	側胸部～腰部（前鋸筋の後方）	
	三角筋胸筋溝	鎖骨―大胸筋―三角筋	
	鎖骨下窩	三角筋胸筋溝の上方部	モーレンハイム野ともいう．
腹部	外腹斜筋	胸壁後外方―前下方	
	腹直筋・腱画	上腹部―下腹部の前面	
	白線	腹部の正中	
背部	僧帽筋中・下部	背部の上方	
	脊柱起立筋	背部の中央部分（後正中溝の両側）	
	広背筋	側胸部―腰部	
	腰三角	広背筋下縁―外腹斜筋後下縁―腸骨稜	

(6) 体表から触察可能な筋系②

	筋	部　　　位	備　　考
上肢	上腕二頭筋		
	上腕三頭筋		
	長掌筋腱	前腕遠位部の前面（屈側）中央部に見られる2つの腱のうち，尺側の腱．	
	橈側手根屈筋腱	前腕遠位部の前面（屈側）中央部に見られる2つの腱のうち，橈側の腱．	この外側に，採脈する橈骨動脈がとおる．
	尺側手根屈筋腱	前腕遠位部の前面（屈側）の尺側に，豆状骨に繋がる腱が見られる．	
	腕橈骨筋腱	橈骨遠位部の外側	橈骨動脈のさらに外側．
	長母指伸筋腱	手背の母指側に見られる3つの腱のうち，尺側に位置する腱．	この筋の腱と，短母指伸筋腱の間にできるくぼみを，タバチュールという．
	短母指伸筋腱	手背の母指側に見られる3つの腱のうち，中央に位置する腱．	長母指伸筋と長母指外転筋の間に位置する．
	長母指外転筋腱	手背の母指側に見られる3つの腱のうち，橈側に位置する腱．	
下肢	大腿四頭筋	大腿前面	
	半腱様筋	大腿の内側下部	
	大内転筋	大腿後面の内側部	
	大腿二頭筋	大腿後面の中央部	
	膝窩	上内側部：半腱様筋腱・半膜様筋腱 上外側部：大腿二頭筋腱 下内側部：腓腹筋内側頭 下外側部：腓腹筋外側頭	
	下腿三頭筋	下腿後面	
	アキレス腱	下腿後面の下部	
	前脛骨筋	下腿前面の脛骨前縁の外側	

(7) 体表から拍動を触れる動脈

	動　　脈	部　　　位	備　　考
頭部	顔面動脈	下顎底の咬筋停止の直前	
	浅側頭動脈	外耳孔の前上部（コメカミの位置）	
	後頭動脈	外後頭隆起の約3〜4cm外側	
頚部	総頚動脈	頚動脈三角	
	鎖骨下動脈	大鎖骨上窩	
胸部	心　尖	左乳頭線（鎖骨中線）と第5肋間の交点より約1押指内側	
上肢	腋窩動脈	腋　窩	
	上腕動脈	内側二頭筋溝，肘窩	
	橈骨動脈	前腕遠位端で，橈側手根屈筋腱と腕橈骨筋腱の間	
	尺骨動脈	前腕遠位部の前面（屈側）で，尺側手根屈筋腱と浅指屈筋腱の間．	
下肢	大腿動脈	大腿三角	
	膝窩動脈	膝　窩	
	後脛骨動脈	内果の約2cm後下方	
	足背動脈	足関節の前部で，長母指伸筋腱と長指伸筋腱の間．	

B. 学力養成編

(1) 体表区分に関する問題

チェック欄	問題	正解
	問1. 顎下三角を構成するものはなにか（3つ）？	下顎骨下縁，顎二腹筋前腹・後腹
	問2. 顎下三角に存在するものはなにか（6つ）？	顎下腺，顎下リンパ節，顔面動・静脈，舌下神経，舌神経
	問3. 頸動脈三角を構成するものはなにか（3つ）？	胸鎖乳突筋，肩甲舌骨筋，顎二腹筋後腹
	問4. 頸動脈三角に存在するものはなにか（3つ）？	総頸動脈，内頸静脈，迷走神経
	問5. 外側頸三角（後頸三角）を構成するものはなにか（3つ）？	僧帽筋，胸鎖乳突筋，鎖骨
	問6. 大鎖骨上窩（肩甲鎖骨三角）を構成するものはなにか（3つ）？	鎖骨，肩甲舌骨筋，胸鎖乳突筋
	問7. ミズオチに相当する部位に存在するものはなにか？	剣状突起
	問8. 大腿三角（スカルパ三角）を構成するものはなにか（3つ）？	鼡径靱帯，縫工筋，長内転筋
	問9. 大腿三角に存在するものはなにか（3つ）？	大腿動・静脈，大腿神経 深部には大腿骨頭
	問10. 三角筋胸筋溝（胸鎖三角）を構成するものはなにか（3つ）？	三角筋，大胸筋，鎖骨
	問11. 三角筋胸筋溝になにがとおるか？	橈側皮静脈
	問12. 会陰（広義）はなにに囲まれた部位か（4つ）？	恥骨結合，左右の坐骨結節，尾骨下端
	問13. 会陰の前方部をなんというか？	尿生殖三角 【解説】男性ではここを尿道が貫き，女性では尿道と腟が貫く。

チェック欄	問題	正解
	問14. 会陰の前方部に存在するものはなにか？	会陰前方部（尿生殖三角）には，深会陰横筋，尿道，尿道括約筋が位置し，男性の場合には尿道球腺（カウパー腺）が存在する．
	問15. 膝窩の上内側部を構成するものはなにか（2つ）？	半腱様筋，半膜様筋
	問16. 膝窩の上外側部を構成するものはなにか？	大腿二頭筋
	問17. 膝窩の下内側部，下外側部を構成するものはなにか？	下内側：腓腹筋内側頭 下外側：腓腹筋外側頭，足底筋
	問18. 第7頸椎の別名はなにか？	隆椎
	問19. 胸骨柄と胸骨体との結合部をなんというか？	胸骨角
	問20. 左右の第10肋軟骨下縁を結んだ線をなんというか？	肋骨下腺 【解説】ここが肋骨弓の最低線となる．
	問21. 左右の腸骨稜の最高点を結んだ線はなにか？	腸骨稜上線 【解説】これはヤコビー線ともいい，第4腰椎の棘突起の高さに相当する．
	問22. 腰三角を構成する筋や骨はなにか（3つ）？	広背筋下縁，外腹斜筋後下縁，腸骨稜

(2) 触察可能な骨格に関する問題

チェック欄	問題	正解
	問1. 眉毛の位置に隆起をなんというか？	眼窩上隆起
	問2. 眼窩上縁の内側部で触察できる切痕はなにか？	眼窩上切痕 【解説】ここを眼神経の枝の眼窩上神経がとおる．
	問3. 口を開閉した時に，外耳孔の前方で触察できるものはなにか？	顎関節
	問4. 下顎正中部の出っ張りをなんというか？	オトガイ三角（オトガイ隆起）

チェック欄	問題	正解
	問5. 後頭正中部の出っ張りをなんというか？	外後頭隆起
	問6. 耳介下端の後方にある出っ張りをなんというか？	乳様突起
	問7. 頚部前方部で触察できるものはなにか（4つ）？	舌骨体，甲状軟骨，輪状軟骨，気管軟骨（頚窩の位置）
	問8. 左右の肋骨弓が合した部位（肋骨下角）の正中部で触察できるものはなにか？	剣状突起
	問9. 大腿の付け根のやや上外側にある骨盤の突出をなんというか？	上前腸骨棘
	問10. 恥弓を圧迫して触れるものはなにか？	恥骨結合
	問11. 肩甲骨の上角および下角の高さは第何肋骨か？	上角：第2肋骨，下角：第7肋骨
	問12. 上肢で触察できるものはなにか（7つ）？	上腕：大結節，内側上顆，外側上顆， 前腕：肘頭，橈骨・尺骨の茎状突起， 手：豆状骨（尺側手根屈筋の付着部位）
	問13. 殿部で触察できるものはなにか（4つ）？	坐骨結節，尾骨先端，腸骨稜の最高点，大転子
	問14. 上前腸骨棘と坐骨結節を結んだ線をなんというか？	ローゼル・ネラトンの線
	問15. 膝部で触察できるものはなにか（5つ）？	大腿骨の内側上顆・外側上顆，脛骨の内側顆・外側顆，膝蓋骨
	問16. 下腿で触察できるものはなにか（5つ）？	脛骨粗面，腓骨頭，脛骨体の前縁，内果，外果
	問17. 足の後で触れることのできるものはなにか？	踵骨隆起

チェック欄	問　　題	正　　解
(3) 触察可能な筋に関する問題		
	問1. 顔面および側頸部で確認できる筋はなにか（3つ）？	咬筋，広頸筋，胸鎖乳突筋
	問2. 頸部前面で確認できる筋はなにか（4つ）？	胸鎖乳突筋，舌骨下筋群，顎二腹筋前腹，顎舌骨筋
	問3 胸部で確認できる筋はなにか（3つ）？	大胸筋，前鋸筋，広背筋
	問4. 腹部前面で確認できる筋はなにか（2つ）？	外腹斜筋，腹直筋
	問5. 背部で確認できる筋はなにか（3つ）？	僧帽筋，広背筋，脊柱起立筋
	問6. 上腕で確認できる筋はなにか（2つ）？	上腕二頭筋，上腕三頭筋
	問7. 前腕で確認できる腱はなにか（3つ）？	長掌筋腱，橈側手根屈筋腱，尺側手根屈筋腱
	問8. 手背の母指側で確認できる腱はなにか（3つ）？	長母指伸筋腱，短母指伸筋腱，長母指外転筋腱
	問9. 大腿部で確認できる筋はなにか（4つ）？	大腿四頭筋，大内転筋，半腱様筋，大腿二頭筋
(4) 拍動の触れる動脈に関する問題		
	問1. 頭部で拍動を触れる動脈はなにか（3つ）？	顔面動脈，浅側頭動脈，後頭動脈
	問2. 頸部で拍動を触れる動脈はなにか（2つ）？	総頸動脈，鎖骨下動脈（大鎖骨上窩）
	問3. 上腕で拍動を触れる動脈はなにか（2つ）？	腋窩動脈，上腕動脈
	問4. 橈骨動脈はどの腱とどの腱の間で採脈できるか（2つ）？	橈側手根屈筋腱と腕橈骨筋腱
	問5. 尺骨動脈はどの腱とどの腱の間で採脈できるか（2つ）？	尺側手根屈筋腱と浅指屈筋腱

チェック欄	問題	正解
	問6. 下肢で拍動を触れる動脈はなにか（4つ）？	大腿動脈, 膝窩動脈, 後脛骨動脈（内果の後方）, 足背動脈（長母指伸筋腱と長指伸筋腱の間）

索　引

あ行

アウエルバッハの筋層間神経叢（アウエルバッハの
　　きんそうかんしんけいそう）　70
アキレス腱（アキレスけん）　178
足の指節間関節（あしのしせつかんかんせつ）
　　31
アポクリン汗腺（アポクリンかんせん）　131
鞍関節（あんかんせつ）　12
鞍背（あんぱい）　17,18
胃（い）　68
移行上皮（いこうじょうひ）　2
胃小窩（いしょうか）　68
胃体（いたい）　68
一軸性関節（いちじくせいかんせつ）　12
胃底腺（いていせん）　68
伊東細胞（いとうさいぼう）　73
陰核（いんかく）　84
陰核背神経（いんかくはいしんけい）　128
陰茎（いんけい）　82
陰茎背神経（いんけいはいしんけい）　128
咽頭（いんとう）　67
陰嚢（いんのう）　82
陰嚢中隔（いんのうちゅうかく）　82
陰部神経（いんぶしんけい）　128
陰部大腿神経（いんぶだいたいしんけい）
　　51,126
ウィリスの動脈輪（ウィリスのどうみゃくりん）
　　154
右脚（うきゃく）　152
烏口肩峰靱帯（うこうけんぽうじんたい）　30
烏口上腕靱帯（うこうじょうわんじんたい）　30
烏口突起（うこうとっき）　20，44
運動神経（うんどうしんけい）　105
永久歯（えいきゅうし）　64
会陰（えいん）　85,174
会陰神経（えいんしんけい）　51,128
腋窩（えきか）　173
腋窩神経（えきかしんけい）　50,124
腋窩動脈（えきかどうみゃく）　156,179
S状洞溝（えすじょうどうこう）　18
エックリン汗腺（エックリンかんせん）　131
遠心性神経（えんしんせいしんけい）　105

延髄（えんずい）　113
円錐靱帯（えんすいじんたい）　30
円錐靱帯結節（えんすいじんたいけっせつ）　20
延髄網様体（えんすいもうようたい）　113
横隔神経（おうかくしんけい）　49,123
黄色骨髄（おうしょくこつずい）　3
黄色靱帯（おうしょくじんたい）　28
横足弓（おうそくきゅう）　27
横足根関節（おうそくこんかんせつ）　31
黄体（おうたい）　83
横洞溝（おうどうこう）　17
横突起（おうとっき）　13
横突孔（おうとっこう）　13
黄斑（おうはん）　132
オッディの括約筋（オッディのかつやくきん）
　　69
オトガイ下三角（オトガイかさんかく）　173
オトガイ孔（オトガイこう）　19
オトガイ三角（オトガイさんかく）　175
オトガイ隆起（オトガイりゅうき）　175
オリーブ核（オリーブかく）　113
温度覚（おんどかく）　116

か行

外陰部（がいいんぶ）　84
外果（がいか）　26
外果窩（かいかか）　26
外果関節面（がいかかんせつめん）　26
外後頭隆起（がいこうとうりゅうき）　175
外肛門括約筋（がいこうもんかつやくきん）　70
外耳（がいじ）　133
外舌筋（がいぜつきん）　65
外側顆（がいそくか）　26
外側環軸関節（がいそくかんじくかんせつ）　28
外側胸筋神経（がいそくきょうきんしんけい）
　　50,124
外側胸動脈（がいそくきょうどうみゃく）　156
外側楔状骨（がいそくけつじょうこつ）　27
外側膝状体（がいそくしつじょうたい）　111
外側上顆（がいそくじょうか）　44,45
外側靱帯（がいそくじんたい）　28
外側仙骨動脈（がいそくせんこつどうみゃく）
　　159
外側前腕皮神経（がいそくぜんわんひしんけい）
　　125

索 引

外側足底神経（がいそくそくていしんけい） 51,127
外側足底動脈（がいそくそくていどうみゃく） 157
外側足背動脈（がいそくそくはいどうみゃく） 157
外側側副靭帯（がいそくそくふくじんたい） 30,32
外側大腿回旋動脈（がいそくだいたいかいせんどうみゃく） 157
外側大腿皮神経（がいそくだいたいひしんけい） 126
外側毛帯（がいそくもうたい） 112
回腸（かいちょう） 69,70
外腸骨動脈（がいちょうこつどうみゃく） 155,157
外転神経（がいてんしんけい） 49,120
外頭蓋底（がいとうがいてい） 16
外套細胞（がいとうさいぼう） 105
海馬（かいば） 110
外胚葉（がいはいよう） 4
灰白質（かいはくしつ） 114
海馬傍回（かいばぼうかい） 110
外腹斜筋（がいふくしゃきん） 177
外分泌腺（がいぶんぴせん） 2
海綿質（かいめんしつ） 3
海綿体部（かいめんたいぶ） 80
カウパー腺（カウパーせん） 82
下横隔動脈（かおうかくどうみゃく） 155
下外側上腕皮神経（かがいそくじょうわんひしんけい） 125
下顎角（かがくかく） 175
下顎骨（かがくこつ） 19
下顎神経（かがくしんけい） 49,120
頬間窩（かかんか） 25
下関節突起（かかんせつとっき） 13
頬間隆起（かかんりゅうき） 26
下丘（かきゅう） 112
蝸牛（かぎゅう） 133
蝸牛管（かぎゅうかん） 133
蝸牛神経（かぎゅうしんけい） 121
核（かく） 1
顎関節（がくかんせつ） 28,175
核小体（かくしょうたい） 1
顎舌骨筋（がくぜっこつきん） 177
角切痕（かくせっこん） 68
顎二腹筋（がくにふくきん） 177
隔膜部（かくまくぶ） 80
下行性伝導路（かこうせいでんどうろ） 119
下肢骨（かしこつ） 24
下肢帯（かしたい） 24

下肢の関節（かしのかんせつ） 31
下肢の筋（かしのきん） 45,46,48
下肢の靭帯（かしのじんたい） 32
下唇小帯（かしんしょうたい） 64
下垂体（かすいたい） 86
下垂体後葉（かすいたいこうよう） 86
下垂体前葉（かすいたいぜんよう） 86
下垂体門脈系（かすいたいもんみゃくけい） 86
下前腸骨棘（かぜんちょうこつきょく） 24,45
下腿（かたい） 48
下腿三頭筋（かたいさんとうきん） 178
下腿の筋（かたいのきん） 48
下腸間膜静脈（かちょうかんまくじょうみゃく） 161
下腸間膜動脈（かちょうかんまくどうみゃく） 155,158
下直腸神経（かちょくちょうしんけい） 51,128
下椎切痕（かついせっこん） 13
顎下三角（がっかさんかく） 173
顎下腺（がっかせん） 66
滑車神経（かっしゃしんけい） 49,120
滑車切痕（かっしゃせっこん） 21
滑膜性の連結（かつまくせいのれんけつ） 11
下殿筋線（かでんきんせん） 24
下殿神経（かでんしんけい） 51,127
下殿動脈（かでんどうみゃく） 159
下橈尺関節（かとうしゃくかんせつ） 29
下腹壁静脈（かふくへきじょうみゃく） 161
下膀胱動脈（かぼうこうどうみゃく） 159
仮肋（かろく） 15
下肋骨窩（かろっこつか） 13
肝円索（かんえんさく） 89
肝円索裂（かんえんさくれつ） 71
眼窩（がんか） 19
眼窩下孔（がんかかこう） 19
感覚神経（かんかくしんけい） 105
眼窩上切痕（がんかじょうせっこん） 19,175
眼窩上隆起（がんかじょうりゅうき） 175
肝鎌状間膜（かんかまじょうかんまく） 71
含気骨（がんきこつ） 10
眼球（がんきゅう） 132
眼瞼（がんけん） 132
寛骨（かんこつ） 24,45
寛骨臼（かんこつきゅう） 24
寛骨臼切痕（かんこつきゅうせっこん） 24
間細胞（かんさいぼう） 81
冠状静脈洞（かんじょうじょうみゃくどう） 153
冠状動脈（かんじょうどうみゃく） 153
肝小葉（かんしょうよう） 71
眼神経（がんしんけい） 120

索　引　187

幹神経節（かんしんけいせつ）　129
関節（かんせつ）　12
関節円板（かんせつえんばん）　11,14
関節窩（かんせつか）　20
関節下結節（かんせつかけっせつ）　20,44
関節環状面（かんせつかんじょうめん）　21
関節上結節（かんせつじょうけっせつ）　20,44
関節上腕靭帯（かんせつじょうわんじんたい）　30
関節の種類（かんせつのしゅるい）　12
関節半月（かんせつはんげつ）　11
関節包（かんせつほう）　32
汗腺（かんせん）　131
肝臓（かんぞう）　71,73,89
環椎（かんつい）　13
環椎横靭帯（かんついおうじんたい）　28
環椎後頭関節（かんついこうとうかんせつ）　28
カントリー線（カントリーせん）　71
間脳（かんのう）　111
間膜（かんまく）　63,69
肝三つ組み（かんみつぐみ）　73
顔面神経（がんめんしんけい）　49,121,130
顔面頭蓋（がんめんとうがい）　16
顔面動脈（がんめんどうみゃく）　179
肝門（かんもん）　72

キース・フラック結節（キース・フラックけっせつ）　152
気管（きかん）　75
気管支（きかんし）　75
気管支動脈（きかんしどうみゃく）　155
気管軟骨（きかんなんこつ）　75,175
奇静脈系（きじょうみゃくけい）　160
嗅覚の伝導路（きゅうかくのでんどうろ）　118
球関節（きゅうかんせつ）　12
球形嚢（きゅうけいのう）　133
弓状静脈（きゅうじょうじょうみゃく）　89
弓状線（きゅうじょうせん）　24
弓状動脈（きゅうじょうどうみゃく）　89,157
嗅神経（きゅうしんけい）　120
求心性神経（きゅうしんせいしんけい）　105
橋（きょう）　112
橋核（きょうかく）　112
胸郭（きょうかく）　14,28
胸郭下口（きょうかくかこう）　14
胸郭上口（きょうかくじょうこう）　14
胸肩峰動脈（きょうけんぽうどうみゃく）　156
胸骨（きょうこつ）　14
胸骨角（きょうこつかく）　14,173,176
頬骨弓（きょうこつきゅう）　175
胸骨体（きょうこつたい）　14

胸骨端（きょうこつたん）　20
胸骨柄（きょうこつへい）　14
胸鎖関節（きょうさかんせつ）　29,176
胸鎖乳突筋（きょうさにゅうとつきん）　177
胸神経（きょうしんけい）　49
胸腺（きょうせん）　88
胸腺細胞（きょうせんさいぼう）　88
胸大動脈（きょうだいどうみゃく）　155
胸椎（きょうつい）　13
胸背神経（きょうはいしんけい）　50,124
胸背動脈（きょうはいどうみゃく）　156
橋腹側部（きょうふくそくぶ）　112
胸肋関節（きょうろくかんせつ）　28
棘上窩（きょくじょうか）　20
棘上靭帯（きょくじょうじんたい）　28
曲精細管（きょくせいさいかん）　81
棘突起（きょくとっき）　13
距骨（きょこつ）　27
距骨下関節（きょこつかかんせつ）　31
距踵舟関節（きょしょうしゅうかんせつ）　31
鋸状縫合（きょじょうほうごう）　11
距腿関節（きょたいかんせつ）　31
棘下窩（きょっかか）　20
棘間靭帯（きょっかんじんたい）　28
棘孔（きょっこう）　17
筋三角（きんさんかく）　173
筋組織（きんそしき）　2
筋皮神経（きんぴしんけい）　50,124

空腸（くうちょう）　69,70
口（体表）（くち）　64
クッパー細胞（クッパーさいぼう）　73
クモ膜下腔（くもまくかくう）　106
クモ膜顆粒小窩（クモまくかりゅうしょうか）　17
グリア細胞（グリアさいぼう）　105
グリソン鞘（グリソンしょう）　73

頚横神経（けいおうしんけい）　123
頚窩（けいか）　175
鶏冠（けいかん）　17
脛骨（けいこつ）　26,45
脛骨神経（けいこつしんけい）　51,127
脛骨粗面（けいこつそめん）　26,45
茎状突起（けいじょうとっき）　18,21,22
頚静脈孔（けいじょうみゃくこう）　18
頚神経叢（けいしんけいそう）　49,123
頚神経ワナ（けいしんけいわな）　49,123
頚切痕（けいせっこん）　14
頚体角（けいたいかく）　25
頚椎（けいつい）　13

索引

頸動脈管外口（けいどうみゃくかんがいこう） 18
頸動脈管内口（けいどうみゃくかんないこう） 17
頸動脈三角（けいどうみゃくさんかく） 173
茎突下顎靭帯（けいとつかがくじんたい） 28
茎乳突孔（けいにゅうとっこう） 18
脛腓関節（けいひかんせつ） 31
血液（けつえき） 3
血管（けっかん） 89
血管膜（けっかんまく） 132
血球（けっきゅう） 3
結合組織（けつごうそしき） 3
結合組織性骨化（けつごうそしきせいこっか） 10
楔舟関節（けつしゅうかんせつ） 31
血漿（けっしょう） 3
月状骨（げつじょうこつ） 22
血小板（けっしょうばん） 3
結節間溝（けっせつかんこう） 21
結腸（けっちょう） 70
結腸ヒモ（けっちょうヒモ） 70
腱画（けんかく） 177
肩関節（けんかんせつ） 29
肩甲回旋動脈（けんこうかいせんどうみゃく） 156
肩甲下神経（けんこうかしんけい） 50,124
肩甲下動脈（けんこうかどうみゃう） 156
肩甲棘（けんこうきょく） 20
肩甲骨（けんこうこつ） 20,44,47,176
肩甲上神経（けんこうじょうしんけい） 50,124
肩甲背神経（けんこうはいしんけい） 50,124
肩鎖関節（けんさかんせつ） 29
肩鎖靭帯（けんさじんたい） 30
瞼板腺（けんばんせん） 132
肩峰（けんぽう） 20
肩峰端（けんぽうたん） 20

口蓋骨（こうがいこつ） 18
後顆間区（こうかかんく） 26
岬角（こうかく） 23
交感神経（こうかんしんけい） 105,128,129
後胸鎖靭帯（こうきょうさじんたい） 30
後距腓靭帯（こうきょひじんたい） 32
咬筋（こうきん） 177
口腔（こうくう） 64,65,66
口腔前庭（こうくうぜんてい） 64
広頚筋（こうけいきん） 177
後脛骨動脈（こうけいこつどうみゃく） 157,179
後頚三角（こうけいさんかく） 173
硬口蓋（こうこうがい） 64

虹彩（こうさい） 132
後索核（こうさくかく） 113
後索路（こうさくろ） 116
後十字靭帯（こうじゅうじじんたい） 32
後縦靭帯（こうじゅうじんたい） 28
甲状頚動脈（こうじょうけいどうみゃく） 153
甲状腺（こうじょうせん） 87
鈎状突起（こうじょうとっき） 21
甲状軟骨（こうじょうなんこつ） 175
後上腕回旋動脈（こうじょうわんかいせんどうみゃく） 156
後上腕皮神経（こうじょうわんひしんけい） 125
項靭帯（こうじんたい） 28
後前腕皮神経（こうぜんわんひしんけい） 125
後側頭泉門（こうそくとうせんもん） 19
後大腿皮神経（こうだいたいひしんけい） 127
後殿筋線（こうでんきんせん） 24
喉頭（こうとう） 74
後頭顆（こうとうか） 18
後頭蓋窩（こうとうがいか） 18
喉頭蓋軟骨（こうとうがいなんこつ） 74
喉頭筋（こうとうきん） 74
後頭骨（こうとうこつ） 18
後頭動脈（こうとうどうみゃく） 179
喉頭隆起（こうとうりゅうき） 74
鈎突窩（こうとつか） 21
広背筋（こうはいきん） 177
後腓骨靭帯（こうひこつじんたい） 32
硬膜下腔（こうまくかくう） 106
硬膜静脈洞（こうまくじょうみゃくどう） 160
肛門三角（こうもんさんかく） 85,174
交連線維（こうれんせんい） 110
股関節（こかんせつ） 31,32
呼吸器の上皮（こきゅうきのじょうひ） 75
黒質（こくしつ） 112
鼓室（こしつ） 18,133
鼓室階（こしつかい） 133
骨格筋（こっかくきん） 2
骨化様式（こっかようしき） 10
骨髄（こつずい） 3
骨組織（こつそしき） 3
骨盤（こつばん） 23
骨盤下口（こつばんかこう） 23
骨盤上口（こつばんじょうこう） 23
骨盤内臓神経（こつばんないぞうしんけい） 130
骨膜（こつまく） 3
固有胃腺（こゆういせん） 68
固有口腔（こゆうこうくう） 64
固有卵巣索（こゆうらんそうさく） 83

索 引 189

ゴルジ装置（ゴルジそうち）　1
コルチ器（コルチき）　133
さ行
最上胸動脈（さいじょうきょうどうみゃく）　156
左胃静脈（さいじょうみゃく）　161
臍動脈（索）（さいどうみゃく）　159
細胞（さいぼう）　1
細胞骨格（さいぼうこっかく）　1
細胞質（さいぼうしつ）　1
臍旁静脈（さいぼうじょうみゃく）　161
細胞分裂（さいぼうぶんれつ）　1
左脚（さきゃく）　152
鎖骨（さこつ）　20,176
坐骨（ざこつ）　24
鎖骨下窩（さこつかか）　177
鎖骨下筋神経（さこつかきんしんけい）　50,124
鎖骨下静脈溝（さこつかじょうみゃくこう）　15
鎖骨下動脈（さこつかどうみゃく）　153,156,179
鎖骨下動脈溝（さこつかどうみゃくこう）　15
鎖骨間靱帯（さこつかんじんたい）　30
坐骨結節（ざこつけっせつ）　24,45,176
鎖骨上神経（さこつじょうしんけい）　123
坐骨神経（ざこつしんけい）　127
鎖骨切痕（さこつせっこん）　14
坐骨大腿靱帯（ざこつだいたいじんたい）　32
茨動脈（さやどうみゃく）　89
三角筋胸筋溝（さんかくきんきょうきんこう）　173,177
三角筋粗面（さんかくきんそめん）　21,44
三角骨（さんかくこつ）　22
三叉神経（さんさしんけい）　120
三叉神経視床路（さんさしんけいししょうろ）　116
三尖弁（さんせんべん）　152

痔核（じかく）　70
視覚路（しかくろ）　117
耳下腺（じかせん）　66
耳管（じかん）　133
耳管咽頭口（じかんいんとうこう）　67
子宮（しきゅう）　84
子宮円索（しきゅうえんさく）　84
子宮峡管（しきゅうきょうかん）　84
子宮筋層（しきゅうきんそう）　84
子宮腔（しきゅうくう）　84
子宮頚（しきゅうけい）　84
子宮頚管（しきゅうけいかん）　84
子宮広間膜（しきゅうこうかんまく）　84
子宮上皮（しきゅうじょうひ）　84

四丘体（しきゅうたい）　112
子宮体（しきゅうたい）　84
糸球体旁細胞（しきゅうたいぼうさいぼう）　77
子宮動脈（しきゅうどうみゃく）　159
軸椎（じくつい）　13
刺激伝導系（しげきでんどうけい）　152
指骨（しこつ）　22,27
篩骨（しこつ）　17
篩骨洞（しこつどう）　19,74
視索上核（しさくじょうかく）　111
支持組織（しじそしき）　3
視床（ししょう）　111
視床下部（ししょうかぶ）　111
視床下部漏斗系（ししょうかぶろうとけい）　86
糸状乳頭（しじょうにゅうとう）　65
茸状乳頭（じじょうにゅうとう）　65
耳状面（じじょうめん）　24
視神経（ししんけい）　120
視神経円板（ししんけいえんばん）　132
視神経管（ししんけいかん）　17
視神経交叉溝（ししんけいこうさこう）　17
脂腺（しせん）　131
痔帯（じたい）　70
膝横靱帯（しつおうじんたい）　32
膝窩（しっか）　174,178
膝蓋靱帯（しつがいじんたい）　32
膝蓋面（しつがいめん）　25
膝窩動脈（しっかどうみゃく）　157,179
膝窩面（しっかめん）　25
膝関節（しつかんせつ）　31,32
実質性器官（じっしつせいきかん）　63
室ヒダ（しつヒダ）　74
室傍核（しつぼうかく）　111
篩板の小孔（しばんのしょうこう）　17
脂肪組織（しぼうそしき）　3
車軸関節（しゃじくかんせつ）　12
射精管（しゃせいかん）　82
尺側手根屈筋腱（しゃくそくしゅこんくっきんけん）　178
尺側皮静脈（しゃくそくひじょうみゃく）　161
尺骨（しゃっこつ）　21,44
尺骨神経（しゃっこつしんけい）　50,124,125
尺骨切痕（しゃっこつせっこん）　21
尺骨粗面（しゃっこつそめん）　21,44
尺骨動脈（しゃっこつどうみゃく）　156,179
縦隔（じゅうかく）　63
集合管（しゅうごうかん）　77
舟状骨（しゅうじょうこつ）　22
重層扁平上皮（じゅうそうへんぺいじょうひ）　2
縦足弓（じゅうそくきゅう）　27

十二指腸（じゅうにしちょう）　69
手関節（しゅかんせつ）　47
手根間関節（しゅこんかんかんせつ）　29
手根骨（しゅこんこつ）　22
手根中央関節（しゅこんちゅうおうかんせつ）　29
手根中手関節（しゅこんちゅうしゅかんせつ）　29
受精（じゅせい）　83
十二指腸縦ヒダ（じゅにしちょうじゅうひだ）　69
シュワン細胞（シュワンさいぼう）　105
上外側上腕皮神経（じょうがいそくじょうわんひしんけい）　125
上顎骨（じょうがくこつ）　18,19
上顎神経（じょうがくしんけい）　120
上顎洞（じょうがくどう）　19,74
松果体（しょうかたい）　87
松果体ホルモン（しょうかたいホルモン）　87
上眼窩裂（じょうがんかれつ）　17
上関節突起（じょうかんせつとっき）　13
小汗腺（しょうかんせん）　131
上丘（じょうきゅう）　112
小結節（しょうけっせつ）　21,44
小結節稜（しょうけっせつりょう）　21,44
上行性伝導路（じょうこうせいでんどうろ）　116,118
上行大動脈（じょうこうだいどうみゃく）　153
小後頭神経（しょうこうとうしんけい）　123
踵骨（しょうこつ）　27
小骨盤（しょうこつばん）　23
小鎖骨上窩（しょうさこつじょうか）　173
上肢（じょうし）　29
上肢骨（じょうしこつ）　20
上矢状洞溝（じょうしじょうどうこう）　17
上肢帯（じょうしたい）　20
硝子軟骨（しょうしなんこつ）　3
上肢の筋（じょうしのきん）　44,46,47
上肢の靱帯（じょうしのじんたい）　30
上唇小帯（じょうしんしょうたい）　64
小舌下腺（しょうぜっかせん）　66
上前腸骨棘（じょうぜんちょうこつきょく）　24,45,176
小泉門（しょうせんもん）　19
上腸間膜静脈（じょうちょうかんまくじょうみゃく）　161
上腸間膜動脈（じょうちょうかんまくどうみゃく）　155,158
小腸（しょうちょう）　69,70
上直腸静脈（じょうちょくちょうじょうみゃく）　161

上椎切痕（じょうついせっこん）　13
小転子（しょうてんし）　25,45
上殿神経（じょうでんしんけい）　51,127
上殿動脈（じょうでんどうみゃく）　159
上橈尺関節（じょうとうしゃくかんせつ）　29
小脳（しょうのう）　113
小脳核（しょうのうかく）　113
上皮小体（じょうひしょうたい）　87
上皮小体ホルモン（じょうひしょうたいホルモン）　87
踵腓靱帯（しょうひじんたい）　32
上皮組織（じょうひそしき）　2
小伏在静脈（しょうふくざいじょうみゃく）　161
上腹壁静脈（じょうふくへきじょうみゃく）　161
小胞（しょうほう）　87
小胞体（しょうほうたい）　1
静脈管（じょうみゃくかん）　89
静脈管索裂（じょうみゃくかんさくれつ）　71
小葉下静脈（しょうようかじょうみゃく）　89
踵立方関節（しょうりっぽうかんせつ）　31
小菱形骨（しょうりょうけいこつ）　22
上肋骨窩（じょうろっこつか）　13
上腕（じょうわん）　47
上腕骨（じょうわんこつ）　21,44
上腕骨滑車（じょうわんこつかっしゃ）　21
上腕骨小頭（じょうわんこつしょうとう）　21
上腕三頭筋（じょうわんさんとうきん）　178
上腕深動脈（じょうわんしんどうみゃく）　156
上腕動脈（じょうわんどうみゃく）　156,179
上腕二頭筋（じょうわんにとうきん）　178
食道（しょくどう）　67
食道静脈（しょくどうじょうみゃく）　161
食道動脈（しょくどうどうみゃく）　155
食道の筋層（しょくどうのきんそう）　67
食道の上皮（しょくどうのじょうひ）　67
食道の生理的狭窄部（しょくどうのせいりてきききょうさくぶ）　67
女性生殖器（じょせいせいしょくき）　83,84,85
触覚（しょっかく）　116
ショパール関節（ショパールかんせつ）　27
自律神経（じりつしんけい）　105,128
痔輪（じりん）　70
心筋（しんきん）　2
神経膠細胞（しんけいこうさいぼう）　105
神経性下垂体（しんけいせいかすいたい）　86
唇紅（しんこう）　64
深掌動脈弓（しんしょうどうみゃくきゅう）　156
腎静脈（じんじょうみゃく）　78

索 引

腎錐体（じんすいたい）　76
心尖（しんせん）　179
腎臓（じんぞう）　76,77,78,89
心臓の血管（しんぞうのけっかん）　153
心臓の弁（しんぞうのべん）　152
靱帯結合（じんたいけつごう）　11
人中（じんちゅう）　64
腎動脈（じんどうみゃく）　78,155,158
腎臓の血管（じんぞうのけっかん）　78
真皮（しんぴ）　131
深腓骨神経（しんひこつしんけい）　51,127
深部知覚（しんぶちかく）　116
腎門（じんもん）　76
腎葉（じんよう）　76
真肋（しんろく）　15

錐体（すいたい）　113
錐体外路（すいたいがいろ）　119
錐体交叉（すいたいこうさ）　113
錐体路（すいたいろ）　119
膵島（すいとう）　88
髄膜（ずいまく）　106
スカルパ三角（スカルパさんかく）　174

正円孔（せいえんこう）　17
精管（せいかん）　82
精管動脈（せいかんどうみゃく）　159
精管膨大部（せいかんぼうだいぶ）　82
精細管（せいさいかん）　81
精索（せいさく）　82
精上皮（せいじょうひ）　81
精巣（せいそう）　81,88
精巣下降（せいそうかこう）　81
精巣縦隔（せいそうじゅうかく）　81
精巣鞘膜（せいそうしょうまく）　81
精巣中隔（せいそうちゅうかく）　81
精巣動脈（せいそうどうみゃく）　155,158
声帯筋（せいたいきん）　74
声帯ヒダ（せいたいヒダ）　74
正中環軸関節（せいちゅうかんじくかんせつ）　28
正中神経（せいちゅうしんけい）　50,124,125
正中神経掌枝（せいちゅうしんけいしょうし）　125
精嚢（せいのう）　82
赤核（せきかく）　112
赤色骨髄（せきしょくこつずい）　3
脊髄（せきずい）　105,114
脊髄視床路（せきずいししょうろ）　116
脊髄神経（せきずいしんけい）　48,105,123
脊髄神経の数（せきずいしんけいのかず）　114

脊髄神経後枝（せきずいしんけいこうし）　48
赤体（せきたい）　83
脊柱管（せきちゅうかん）　106
脊柱起立筋（せきちゅうきりつきん）　177
舌（ぜつ）　65,66
舌咽神経（ぜついんしんけい）　49,121,130
舌下神経（ぜっかしんけい）　49,122
舌筋（ぜっきん）　65
赤血球（せっけっきゅう）　3
舌骨下筋群（ぜっこつかきんぐん）　177
舌骨体（ぜっこつたい）　175
舌根（ぜっこん）　66
舌体（ぜったい）　66
舌乳頭（ぜつにゅうとう）　65
舌扁桃（ぜつへんとう）　65
線維性結合組織（せんいせいけつごうそしき）　3
線維性の連結（せんいせいのれんけつ）　11
線維軟骨（せんいなんこつ）　3
線維軟骨結合（せんいなんこつけつごう）　11
線維膜（せんいまく）　132
前顆間区（ぜんかかんく）　26
前胸鎖靱帯（ぜんきょうさじんたい）　30
前鋸筋（ぜんきょきん）　177
前距腓靱帯（ぜんきょひじんたい）　32
前脛骨筋（ぜんけいこつきん）　178
前脛骨動脈（ぜんけいこつどうみゃく）　157
前頸三角（ぜんけいさんかく）　173
仙骨（せんこつ）　13,23
仙骨神経叢（せんこつしんけいそう）　51,127,128
前根（ぜんこん）　114
前斜角筋結節（ぜんしゃかくきんけっせつ）　15
前十字靱帯（ぜんじゅうじじんたい）　32
前縦靱帯（ぜんじゅうじんたい）　28
浅掌動脈弓（せんしょうどうみゃくきゅう）　156
腺上皮（せんじょうひ）　2
前上腕回旋動脈（ぜんじょうわんかいせんどうみゃく）　156
染色体（せんしょくたい）　1
腺性下垂体（せんせいかすいたい）　86
前側頭泉門（ぜんそくとうせんもん）　19
浅側頭動脈（せんそくとうどうみゃく）　179
仙腸関節（せんちょうかんせつ）　23
前庭（ぜんてい）　133
前庭階（ぜんていかい）　133
前庭球（ぜんていきゅう）　84
前庭神経（ぜんていしんけい）　121
前殿筋線（ぜんでんきんせん）　24
前頭蓋窩（ぜんとうがいか）　17
前頭骨（ぜんとうこつ）　19

前頭洞（ぜんとうどう）　19,74
浅腓骨神経（せんひこつしんけい）　51,127
前腓骨靱帯（ぜんひこつじんたい）　32
浅腹壁静脈（せんふくへきじょうみゃく）　161
前立腺（ぜんりつせん）　82
前腕の筋（ぜんわんのきん）　47,178

総頸動脈（そうけいどうみゃく）　153,179
総骨間動脈（そうこっかんどうみゃく）　156
総掌側指神経（そうしょうそくししんけい）　125
総腸骨動脈（そうちょうこつどうみゃく）　155
総腓骨神経（そうひこつしんけい）　51
僧帽筋（そうぼうきん）　177
足関節（そくかんせつ）　32,48
足根骨（そくこんこつ）　27
足根中足関節（そくこんちゅうそくかんせつ）　31
足底動脈（そくていどうみゃく）　157
足底動脈弓（そくていどうみゃくきゅう）　157
側頭骨（そくとうこつ）　18
足背動脈（そくはいどうみゃく）　157,179
疎性結合組織（そせいけつごうそしき）　131
粗線（そせん）　25
粗線外側唇（そせんがいそくしん）　45
粗線内側唇（そせんないそくしん）　45

た行

大陰唇（だいいんしん）　84
大汗腺（だいかんせん）　131
体幹の骨（たいかんのほね）　13
大胸筋（だいきょうきん）　177
台形体（だいけいたい）　112
大結節（だいけっせつ）　21,44
大結節稜（だいけっせつりょう）　21,44
大後頭孔（だいこうとうこう）　18
大骨盤（だいこつばん）　23
大鎖骨上窩（だいさこつじょうか）　173
大坐骨切痕（だいざこつせっこん）　24
大耳介神経（だいじかいしんけい）　123
胎児循環（たいじじゅんかん）　162
大十二指腸乳頭（だいじゅうにしちょうにゅうとう）　69
帯状回（たいじょうかい）　110
大静脈溝（だいじょうみゃくこう）　71
体性感覚（たいせいかんかく）　116
体性神経（たいせいしんけい）　105
大舌下腺（だいぜっかせん）　66
大泉門（だいせんもん）　19
大腿骨（だいたいこつ）　25,45
大腿骨頭靱帯（だいたいこっとうじんたい）　32

大腿三角（だいたいさんかく）　174
大腿四頭筋（だいたいしとうきん）　178
大腿神経（だいたいしんけい）　51,126
大腿深動脈（だいたいしんどうみゃく）　157
大腿動脈（だいたいどうみゃく）　157,179
大腿の筋（だいたいのきん）　48
大腿二頭筋（だいたいにとうきん）　178
大腸（だいちょう）　70
大転子（だいてんし）　25,45
大動脈（だいどうみゃく）　89,153,155
大動脈弓（だいどうみゃくきゅう）　153
大動脈弁（だいどうみゃくべん）　152
大内転筋（だいないてんきん）　178
第7頸椎（だいななけいつい）　13
第2頸椎（だいにけいつい）　13
大脳基底核（だいのうきていかく）　109
大脳脚（だいのうきゃく）　112
大脳髄質（だいのうずいしつ）　110
大脳動脈輪（だいのうどうみゃくりん）　154
大脳皮質（だいのうひしつ）　108
大脳辺縁系（だいのうへんえんけい）　110
体表の区分（たいひょうのくぶん）　173,174
大伏在静脈（だいふくざいじょうみゃく）　161
大菱形骨（だいりょうけいこつ）　22
唾液腺（だえきせん）　66
楕円関節（だえんかんせつ）　12
ダグラス窩（ダグラスか）　84
タコ足細胞（タコあしさいぼう）　77
多軸性関節（たじくせいかんせつ）　12
田原結節（たはらけっせつ）　152
多列線毛上皮（たれつせんもうじょうひ）　2
単関節（たんかんせつ）　12
短骨（たんこつ）　10
男性生殖器（だんせいせいしょくき）　81,82
弾性軟骨（だんせいなんこつ）　3
単層円柱上皮（たんそうえんちゅうじょうひ）　2
単層扁平上皮（たんそうへんぺいじょうひ）　2
単層立方上皮（たんそうりっぽうじょうひ）　2
胆囊（たんのう）　73
胆囊管（たんのうかん）　71
短母指伸筋腱（たんぼししんきんけん）　178

恥骨（ちこつ）　24
恥骨筋線（ちこつきんせん）　25,45
恥骨結合（ちこつけつごう）　24,45,176
恥骨結節（ちこつけっせつ）　24
恥骨櫛（ちこつしつ）　24
恥骨大腿靱帯（ちこつだいたいじんたい）　32
腟（ちつ）　84
腟円蓋（ちつえんがい）　84

索引

腟前庭（ちつぜんてい） 84
緻密質（ちみつしつ） 3
緻密斑（ちみつはん） 77
中間楔状骨（ちゅうかんけつじょうこつ） 27
肘関節（ちゅうかんせつ） 29
中空性器官（ちゅうくうせいきかん） 63
中継核（ちゅうけいかく） 119
中耳（ちゅうじ） 133
中手骨（ちゅうしゅこつ） 22
中手指節関節（ちゅうしゅしせつかんせつ） 29
中心窩（ちゅうしんか） 132
中心小体（ちゅうしんしょうたい） 1
中心静脈（ちゅうしんじょうみゃく） 73,89
中心動脈（ちゅうしんどうみゃく） 89
中枢神経（ちゅうすうしんけい） 105
中足骨（ちゅうそくこつ） 27
中足指節関節（ちゅうそくしせつかんせつ） 31
中直腸動脈（ちゅうちょくちょうどうみゃく） 159
肘頭（ちゅうとう） 21,44
肘頭窩（ちゅうとうか） 21
中頭蓋窩（ちゅうとうがいか） 17
中脳（ちゅうのう） 112
中胚葉（ちゅうはいよう） 4
蝶下顎靭帯（ちょうかがくじんたい） 28
聴覚路（ちょうかくろ） 117
腸間膜（ちょうかんまく） 69
長胸神経（ちょうきょうしんけい） 50,124
蝶形骨（ちょうけいこつ） 17,18
蝶形骨洞（ちょうけいこつどう） 19,74
腸骨（ちょうこつ） 24
長骨（ちょうこつ） 10
腸骨下腹神経（ちょうこつかふくしんけい） 51,126
腸骨鼠径神経（ちょうこつそけいしんけい） 51,126
腸骨大腿靭帯（ちょうこつだいたいじんたい） 32
腸骨翼（ちょうこつよく） 24
腸骨稜（ちょうこつりょう） 24,45
腸骨稜上線（ちょうこつりょうじょうせん） 174
腸絨毛（ちょうじゅうもう） 69
長掌筋腱（ちょうしょうきんけん） 178
蝶番関節（ちょうばんかんせつ） 12
長母指外転筋腱（ちょうぼしがいてんきんけん） 178
長母指伸筋腱（ちょうぼししんきんけん） 178
腸腰動脈（ちょうようどうみゃく） 159
直線縫合（ちょくせんほうごう） 11
直腸（ちょくちょう） 70

直腸横ヒダ（ちょくちょうおうひだ） 70
直腸静脈（ちょくちょうじょうみゃく） 161
椎間円板（ついかんえんばん） 11
椎間関節（ついかんかんせつ） 28
椎間孔（ついかんこう） 13
椎弓（ついきゅう） 13
椎孔（ついこう） 13
椎骨（ついこつ） 13,28
椎骨動脈（ついこつどうみゃく） 153
椎体（ついたい） 13
痛覚（つうかく） 116
爪（つめ） 131
手・足の筋（てあしのきん） 46
釘植（ていしょく） 11
ディッセ腔（ディッセくう） 73
手の指節間関節（てのしせつかんかんせつ） 29
殿筋粗面（でんきんそめん） 25,45
転子窩（てんしか） 25,45
転子間線（てんしかんせん） 25
転子間稜（てんしかんりょう） 25,45
頭蓋（とうがい） 16
頭蓋冠（とうがいかん） 16,17
頭蓋腔内（とうがいくうない） 106
頭蓋泉門（とうがいせんもん） 19
頭蓋底（とうがいてい） 16
動眼神経（どうがんしんけい） 49,120,130
橈骨（とうこつ） 21,44
橈骨窩（とうこつか） 21
橈骨手根関節（とうこつしゅこんかんせつ） 29
橈骨神経（とうこつしんけい） 50,124,125
橈骨神経溝（とうこつしんけいこう） 21
橈骨切痕（とうこつせっこん） 21
橈骨粗面（とうこつそめん） 21,44
橈骨動脈（とうこつどうみゃく） 156,179
橈骨輪状靭帯（とうこつりんじょうじんたい） 30
投射線維（とうしゃせんい） 110
豆状骨（とうじょうこつ） 22
橈側手根屈筋腱（とうそくしゅこんくっきんけん） 178
橈側皮静脈（とうそくひじょうみゃく） 161
洞房結節（どうぼうけっせつ） 152
動脈管（どうみゃくかん） 89
特殊心筋線維（とくしゅしんきんせんい） 152
独立脂腺（どくりつしせん） 131
トライツ靭帯（トライツじんたい） 69
トルコ鞍（トルコあん） 17

な行

内陰部動脈（ないいんぶどうみゃく）　159
内果（ないか）　26
内果関節面（ないかかんせつめん）　26
内胸動脈（ないきょうどうみゃく）　153
内肛門括約筋（ないこうもんかつやくきん）　70
内耳（ないじ）　133
内耳孔（ないじこう）　18
内耳神経（ないじしんけい）　121
内舌筋（ないぜつきん）　65
内臓求心性神経（ないぞうきゅうしんせいしんけい）　105
内側顆（ないそくか）　26,45
内側胸筋神経（ないそくきょうきんしんけい）　50,124
内側楔状骨（ないそくけつじょうこつ）　27
内側膝状体（ないそくしつじょうたい）　111
内側上顆（ないそくじょうか）　44,45
内側上腕皮神経（ないそくじょうわんひしんけい）　125
内側（三角）靱帯（ないそくじんたい）　32
内側前腕皮神経（ないそくぜんわんひしんけい）　125
内側足底神経（ないそくそくていしんけい）　51,127
内側足底動脈（ないそくそくていどうみゃく）　157
内側足背動脈（ないそくそくはいどうみゃく）　157
内側側副靱帯（ないそくそくふくじんたい）　30,32
内側大腿回旋動脈（ないそくだいたいかいせんどうみゃく）　157
内側毛帯（ないそくもうたい）　112
内腸骨動脈（ないちょうこつどうみゃく）　155,159
内頭蓋底（ないとうがいてい）　16,17,18
内胚葉（ないはいよう）　4
内分泌腺（ないぶんぴせん）　2,86,87,88
内膜（ないまく）　132
軟口蓋（なんこうがい）　64
軟骨間関節（なんこつかんかんせつ）　28
軟骨結合（なんこつけつごう）　11
軟骨性骨化（なんこつせいこっか）　10
軟骨性の連結（なんこつせいのれんけつ）　11
軟骨組織（なんこつそしき）　3
軟骨内骨化（なんこつないこっか）　10
二軸性関節（にじくせいかんせつ）　12
二尖弁（にせんべん）　152

乳歯（にゅうし）　64
乳様突起（にゅうようとっき）　18
乳腺（にゅうせん）　131
尿管（にょうかん）　79
尿管の上皮（にょうかんのじょうひ）　79
尿管口（にょうかんこう）　79
尿細管（にょうさいかん）　77
尿生殖三角（にょうせいしょくさんかく）　85,174
尿道（にょうどう）　80
尿道口（にょうどうこう）　79
尿道前立腺部（にょうどうぜんりつせんぶ）　80

ネフロン　77

脳（のう）　105
脳幹（のうかん）　112,113
脳クモ膜（のうくもまく）　106
脳溝と大脳皮質の機能局在（のうこうとだいのうひしつのきのうきょくざい）　108
脳硬膜（のうこうまく）　106
脳砂（のうさ）　87
脳室（のうしつ）　107
脳神経（のうしんけい）　49,105,120,121,122
脳神経核（のうしんけいかく）　112,113
脳頭蓋（のうとうがい）　16
脳軟膜（のうなんまく）　106

は行

歯（は）　64,65
肺（はい）　75
パイエル板（パイエルばん）　69
胚芽上皮（はいがじょうひ）　83
肺尖（はいせん）　75
背側指神経（はいそくししんけい）　125
背側手根動脈網（はいそくしゅこんどうみゃくもう）　156
肺動脈弁（はいどうみゃくべん）　152
肺の栄養血管（はいのえいようけっかん）　75
肺の機能血管（はいのきのうけっかん）　75
肺胞壁の細胞（はいほうへきのさいぼう）　75
バウヒン弁（バウヒンべん）　70
白質（はくしつ）　114
白線（はくせん）　177
白体（はくたい）　83
白膜（はくまく）　83
白血球（はっけっきゅう）　3
ハッサル小体（ハッサルしょうたい）　88
バルトリン腺（バルトリンせん）　84
破裂孔（はれつこう）　17
半規管（はんきかん）　133

半月ヒダ（はんげつひだ）　70
半月弁（はんげつべん）　152
半腱様筋（はんけんようきん）　178
反射中枢（はんしゃちゅうすう）　115
反射路（はんしゃろ）　115

皮下組織（ひかそしき）　131
鼻腔（びくう）　19,74
鼻甲介（びこうかい）　74
腓骨（ひこつ）　26,45
尾骨（びこつ）　13,176
尾骨神経（びこつしんけい）　128
腓骨頭（ひこつとう）　26,45
皮質核路（ひしつかくろ）　119
皮質脊髄路（ひしつせきずいろ）　119
皮質と髄質（ひしつとずいしつ）　63
皮静脈（ひじょうみゃく）　161
脾静脈（ひじょうみゃく）　161
鼻唇溝（びしんこう）　64
ヒス束（ヒスそく）　152
脾臓（ひぞう）　89,163
鼻中隔（びちゅうかく）　74
鼻中隔の構成（びちゅうかくのこうせい）　19
筆毛動脈（ひつもうどうみゃく）　89
脾洞（ひどう）　163
皮膚（ひふ）　131
腓腹神経（ひふくしんけい）　127
表皮（ひょうひ）　131
ヒラメ筋線（ヒラメきんせん）　26,45
鼻涙管（びるいかん）　19
披裂軟骨（ひれつなんこつ）　74

複関節（ふくかんせつ）　12
腹腔動脈（ふくくうどうみゃく）　155,158
副交感神経（ふくこうかんしんけい）　105,128,130
副甲状腺（ふくこうじょうせん）　87
副腎（ふくじん）　87
副神経（ふくしんけい）　49,122
腹大動脈（ふくだいどうみゃく）　155,158
腹直筋（ふくちょくきん）　177
副鼻腔（ふくびくう）　19,74
腹膜後器官（ふくまくこうきかん）　63
腹膜垂（ふくまくすい）　70
腹膜の鞘状突起（ふくまくのしょうじょうとっき）　81
ブドウ膜（ブドウまく）　132
浮遊肋（ふゆうろく）　15
プルキンエ線維（プルキンエせんい）　152
ブルンネル腺（ブルンネルせん）　69
浮肋（ふろく）　15

分界線（ぶんかいせん）　23
噴門（ふんもん）　68

平滑筋（へいかつきん）　2
平衡覚の伝導路（へいこうかくのでんどうろ）　117
平衡・聴覚器（へいこうちょうかくき）　133
平衡斑（へいこうはん）　133
閉鎖孔（へいさこう）　23,24
閉鎖神経（へいさしんけい）　51,126
閉鎖動脈（へいさどうみゃく）　159
平面関節（へいめんかんせつ）　12
扁桃窩（へんとうか）　64
扁桃体（へんとうたい）　110
扁平骨（へんぺいこつ）　10

縫合（ほうごう）　11
膀胱（ぼうこう）　79
膀胱の筋層（ぼうこうのきんそう）　79
膀胱の上皮（ぼうこうのじょうひ）　79
膀胱括約筋（ぼうこうかつやくきん）　79
膀胱三角（ぼうこうさんかく）　79
房室結節（ぼうしつけっせつ）　152
房室束（ぼうしつそく）　152
傍小胞細胞（ぼうしょうほうさいぼう）　87
ボーマン嚢（ボーマンのう）　77
母指の手根中手関節（ぼしのしゅこんちゅうしゅかんせつ）　29
骨の形状（ほねのけいじょう）　10
骨の発生（ほねのはっせい）　10
骨の連結（ほねのれんけつ）　11

ま行

マイスナーの粘膜下神経叢（マイスナーのねんまくかしんけいそう）　70
膜性壁（まくせいへき）　75
膜内骨化（まくないこつか）　10
末梢神経（まっしょうしんけい）　105
マルピギー小体（マルピギーしょうたい）　77

味覚の伝導路（みかくのでんどうろ）　118
ミズオチ　173
密性結合組織（みつせいけつごうそしき）　131
ミトコンドリア　1
脈絡膜（みゃくらくまく）　132

無糸分裂（むしぶんれつ）　1
無漿膜野（むしょうまくや）　71

迷走神経（めいそうしんけい）　49,122,130

盲腸（もうちょう） 70
網膜（もうまく） 132
毛様体（もうようたい） 132
網様体（もうようたい） 113
門脈（もんみゃく） 161

や行

ヤコビー線（ヤコビーせん） 174,176

有郭乳頭（ゆうかくにゅうとう） 65
有鈎骨（ゆうこうこつ） 22
有糸分裂（ゆうしぶんれつ） 1
有頭骨（ゆうとうこつ） 22
幽門（ゆうもん） 68
幽門括約筋（ゆうもんかつやくきん） 68

葉間静脈（ようかんじょうみゃく） 89
葉間動脈（ようかんどうみゃく） 89
腰三角（ようさんかく） 177
葉状乳頭（ようじょうにゅうとう） 65
腰神経叢（ようしんけいそう） 51,126
腰椎（ようつい） 13
腰動脈（ようどうみゃく） 155
翼状突起（よくじょうとっき） 18
翼突窩（よくとつか） 18

ら行

ライソゾーム 1
ライディッヒ細胞（ライディッヒさいぼう） 81
ラセンヒダ 73
卵円孔（らんえんこう） 17
卵管粘膜（らんかんねんまく） 83
卵形嚢（らんけいのう） 133
ランゲルハンス島（ランゲルハンスとう） 88
卵巣（らんそう） 83,88
卵巣間膜（らんそうかんまく） 83
卵巣提索（らんそうていさく） 83
卵巣動脈（らんそうどうみゃく） 155,158
卵胞（らんぽう） 83
卵胞閉鎖（らんほうへいさ） 83

リーベルキューン腺（リーベルキューンせん） 69
リスフラン関節（リスフランかんせつ） 27
立方骨（りっぽうこつ） 27
リボソーム 1

隆起核（りゅうきかく） 111
隆椎（りゅうつい） 13,176
菱形窩（りょうけいか） 113
菱形靱帯（りょうけいじんたい） 30
菱形靱帯線（りょうけいじんたいせん） 20
輪状軟骨（りんじょうなんこつ） 175
輪状ヒダ（りんじょうひだ） 69
鱗状縫合（りんじょうほうごう） 11
リンパ 3,163
リンパ咽頭輪（リンパいんとうりん） 67
リンパ管（リンパかん） 163
リンパ管系（リンパかんけい） 163
リンパ性器官（リンパせいきかん） 163

涙骨（るいこつ） 19
涙腺（るいせん） 132
類洞（るいどう） 73

連合線維（れんごうせんい） 110

肋横突関節（ろくおうとつかんせつ） 28
肋鎖靱帯（ろくさじんたい） 30
肋鎖靱帯圧痕（ろくさじんたいあっこん） 20
肋間神経（ろっかんしんけい） 49
肋間動脈（ろっかんどうみゃく） 155
肋頚動脈（ろっけいどうみゃく） 153
肋骨（ろっこつ） 15
肋骨下角（ろっこつかかく） 176
肋骨下線（ろっこつかせん） 173
肋骨弓（ろっこつきゅう） 15
肋骨結節（ろっこつけっせつ） 15
肋骨溝（ろっこつこう） 15
肋骨切痕（ろっこつせっこん） 14
肋骨頭（ろっこつとう） 15
肋骨頭関節（ろっこつとうかんせつ） 28
濾胞（ろほう） 87

わ行

ワルダイエルの咽頭輪（ワルダイエルのいんとうりん） 67
腕尺関節（わんしゃくかんせつ） 29
腕神経叢（わんしんけいそう） 50,124,125
腕橈関節（わんとうかんせつ） 29
腕橈骨筋腱（わんとうこつきんけん） 178
腕頭動脈（わんとうどうみゃく） 153

著者の略歴

大迫正文（博士（歯学））
昭和56年　順天堂大学大学院体育学研究科修了
昭和57年　東京医科歯科大学歯学部第一口腔解剖学講座助手
平成4年　東洋大学文学部教養課程保健体育分野講師
平成8年　東洋大学文学部教養課程保健体育分野助教授
平成15年　東洋大学社会学部社会福祉学科教授
平成17年〜現在　東洋大学ライフデザイン学部健康スポーツ学科教授

日本工学院八王子専門学校医療課程鍼灸科
了徳寺学園両国柔整鍼灸専門学校柔整科
において解剖学の授業を担当（非常勤講師）

柔道整復師・はり師・きゅう師・あん摩マッサージ指圧師
国家試験受験のための

解剖学（基礎学力養成編）

平成18年1月30日　発　　　行
平成24年9月30日　第5刷発行

著作者　　大　迫　正　文

発行者　　池　田　和　博

発行所　　丸善出版株式会社
〒105-0051 東京都千代田区神田神保町二丁目17番
編集：電話(03)3512-3265／FAX(03)3512-3272
営業：電話(03)3512-3256／FAX(03)3512-3270
http://pub.maruzen.co.jp/

Ⓒ Masafumi Ohsako, 2006

組版印刷・株式会社 日本制作センター／製本・株式会社 松岳社

ISBN 978-4-621-07697-2　C3047　　　　Printed in Japan

本書の無断複写は著作権法上での例外を除き禁じられています。